一日1杯5分の習慣

腸活とフレイル予防に「みそ汁」

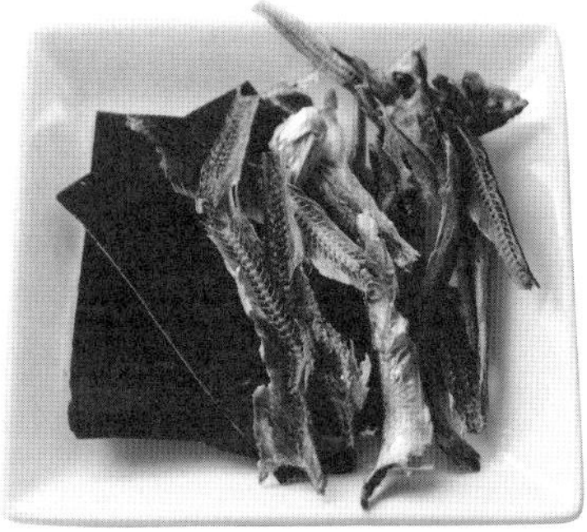

女子栄養大学
栄養クリニック特別講師
今泉久美

文化出版局

目次

小鍋で一気に

レンジでチン！

本書の決まり

- エネルギー量、たんぱく質量などの表記は1人分です。
- 1カップは200ml、大さじ1は15ml、小さじ1は5ml。
- 根菜やじゃがいもはよく洗って皮をむいて調理します。
- 材料は正味の分量を記載しています。
- だし用の昆布は、酒少々をふって戻し、細いせん切りにして容器に入れ、冷蔵保存します。
- 電子レンジの加熱時間は600Wの場合の目安です。

みそ汁で腸活とフレイル予防をしましょう

解説 蒲池桂子
女子栄養大学栄養クリニック教授

みそは腸の健康に深く関わっている

みそは発酵食品として、和食の中でも中心的な存在です。塩分のとり方に気をつけることで、さまざまな食材にうまみを加えておいしいおかずや汁物に仕立てることができます。発酵した食品は、微生物による食材の分解でもあり、消化しやすい状態になるため、腸の健康にも深く関わっているのです。

最近は「腸活」が話題ですが、これは食事や運動を通して腸内環境を良好に整えるために積極的に生活を見直すことといえるでしょう。私たちの腸内、主に大腸には約1000種類、100兆個もの腸内細菌がすみついており、腸の運動を助けたり、口から侵入した病原菌の増殖を抑えたり、体に役立つ物質を作り出したりしています。ただし、すべての腸内細菌が体によい働きをするわけではなく、悪さをする菌もあるのです。腸活で目指すべき良好な腸内環境とは、腸内細菌のバランスが保たれ、有用な菌が多く存在する状態のことだといえます。

腸活によって、お通じがよくなるのはもちろんのこと、肌あれの改善、免疫力の向上、肥満や糖尿病の予防、大腸がんの予防、女性に多い骨粗鬆症や更年期障害などを含む老化の予防まで期待できます。また、花粉症などのアレルギー疾患にも腸内細菌が関連することがわかっており、腸活によって症状が軽くなる可能性もあります。ほかに、うつ病や認知症といった脳の疾患との関係も研究され、腸内環境を整えることは脳の健康のためにも大事だと考えられています。

乳酸菌やビフィズス菌が有害菌の増殖を抑える

腸内細菌は腸壁の粘膜に生息しています。種類ごとにかたまってびっしりと並んでおり、その様子が群生するお花畑（flora：英語）に見えることから、「腸内フローラ」と呼ばれています。

腸内細菌の中でも、体に必要なエネルギーを作り、有害な菌を抑制する「有用菌」として代表的なものに、乳酸菌やビフィズス菌があります。一方でたんぱく質を分解して腐敗物質や有害物質を産生するいわゆる「有害菌」には、ウェルシュ菌や黄色ブドウ球菌などがあり、便秘や下痢、アレルギーなどの不調や病気を引き起こすとも考えられています。

乳酸菌やビフィズス菌は、食物繊維や糖質をえさにして乳酸や酢酸を産生し、腸内を酸性に保つことで、アルカリ性を好み、酸性の環境に弱い有害菌の増殖を抑えます。

腸内細菌については腸内での働きが明確にわかっていない菌のほうがむしろ多いのですが、それらの「日和見菌」と表現されるものには、バクテロイデス、ユウバクテリウムなどがあります。日和見菌については、種類が多い場合のほうが、生活習慣病などの罹患が少ないこともわかってきています。

これらの菌は腸の中で共生しながら人間の免疫力にも関与しており、腸内細菌のバランスの保ち方が、今後、健康管理において大きな関心事となることはまちがいないでしょう。

腸内細菌のバランスには個人差が

腸内フローラを形成している菌の種類や数には個人差があり、もともとバランスが悪い人もいます。人は生まれるときに産道で母親の腸内細菌をもらいうけ、それをもとに3～5歳で腸内フローラが形成されます。ここで腸内細菌のバランスはほぼ決定し、その後は大きく変わることはありません。

乳児期はビフィズス菌が多く、腸内環境は最もよい状態にあります。小児期になると日和見菌のバクテロイデスが増え、中高年になるとビフィズス菌が著しく減り、有害菌であるウェルシュ菌などが増えてくるため、腸内環境が悪くなって便秘や下痢が起こりやすくなってきます。そこで腸活が必要になるというわけです。

食事で変わる腸内細菌

腸内細菌のバランスが決まっていても、腸活によって有用菌を増やしたり、有害菌を減らしたりすることは可能です。腸内細菌は口から入る食べ物をえさにするので、食事に気をつければ、2週間ほどで腸内フローラの様相も変わってきます。ただし、放っておくとすぐに元のバランスに戻ってしまうため、毎日続けることが重要です。

腸活のために特別な食品を使ったり、食事内容を大きく変えたりすることはすすめられません。続けるのが難しくなるからです。腸活を続けるコツは、毎日の献立に無理なく取り入れること。そこで目を向けてほしいのが、みそ汁なのです。

みそで乳酸菌を、野菜で食物繊維を

腸内の有用菌を増やすには、食物から乳酸菌などの有用菌そのものをとるか、有用菌のえさになる食物繊維や糖質（オリゴ糖など）をとることが必要です。

乳酸菌は発酵食品に含まれており、ヨーグルト、乳酸菌飲料、漬物、納豆、そしてみそでとることができます。その多くは胃酸に弱く、腸に届く前に死んでしまいますが、死んだ乳酸菌は有用菌のえさになります。ちなみに、納豆に多い納豆菌は胃酸にも加熱にも強く、生きたまま腸に届いて有用菌として働きます。食物繊維は穀類、いも類、野菜類、豆類、海藻類、きのこ類、果実類などに、オリゴ糖は野菜類、果物、大豆などに含まれています。

これらの食品の多くは、みそ汁に具材として入れることができます。発酵食品であるみそと、食物繊維を含む野菜や海藻などを一緒にとれるのです。具材を替えれば毎日飽きずに食べられるので、無理なく続けられるという点においても、みそ汁は腸活に適しています。

健康長寿のカギになる酪酸菌

ほかにも注目したいのが「酪酸《らくさん》菌」です。短鎖脂肪酸の一種である酪酸を作り出す菌で、日本の健康長寿の人の腸内には、この酪酸菌が多いことが最近わかってきました。

酪酸は大腸のエネルギー源として、炎症を抑えるなど大腸の粘膜上皮細胞の効率よい再生化を支えています。酪酸が多いほど大腸は元気に働くことができるといえるでしょう。腸内の酪酸菌を増やすには、酪酸菌を含む食品であるぬか漬けをとることや、酪酸菌のえさになる食物繊維を多くとることが役立ちます。

腸内細菌は多様性が大事

15年ほど前から腸内細菌の分析方法が画期的な成果を上げ、一度に何種類もの腸内細菌を特定できるようになりました。世界中のいろいろな地域で、人間に対しての腸内細菌検査が行なわれています。

その中で特に子どもたちの検査結果を見ると、いわゆる郊外と都市部の違いは、多様性にあることがわかってきました。多様性とは、腸内細菌の種類が多く変化に富んでいるということです。郊外のほうが多様性は高く、都市部は低い結果がどの国でも見られました。多様性が高いほうが、いろいろな疾病への免疫力は高いこともわかっています。都市部に比べて、自然に恵まれていることや伝統的な食事、地産地消の食品が多いなどの郊外特有の事情が影響しているのかもしれません。

減塩とフレイル予防

厚生労働省の令和元年（２０１９年）「国民健康・栄養調査」によると、日本人の塩分摂取量（一日平均）は男性10・９g、女性９・３gとなっています。摂取目標は、男性７・５g、女性６・５gですから、３g程度過剰です。塩分の摂取を上手にコントロールすることは、高血圧だけではなく、動脈硬化や糖尿病の予防にも重要なのです。

また高齢者においては、フレイルが問題となっています。フレイルとは英語の「Frailty」（フレイルティ）がもとになっており、虚弱《きょじゃく》、老衰《ろうすい》、脆弱《ぜいじゃく》という意味です。健常状態から、加齢により運動機能や認知機能が衰えて、生活の範囲が狭くなり、心身が脆弱になっていく過程を指します。加齢により、健康な状態から日常生活のサポートが必要な介護状態に至るまでの中間を意味します。

高齢化が進む中では、要介護の前段階であるフレイルの状態にならないような取り組みを若い頃から行なう必要性が注目されています。フレイルを予防するためには、食事からのサポートと運動、充分な睡眠、そして社会参加がカギとされていることから、まずは、不足しがちな筋肉を補うためのたんぱく質をしっかりと食事でとる努力が重要です。

減塩と適度なたんぱく質摂取を同時に無理なく行なうための工夫の先にあるのが、今回ご紹介する一日１杯のみそ汁なのです。

フレイル予防にもみそ汁が有効

フレイル予防では、良質なたんぱく質の摂取と適度な運動で、筋肉量を維持することが重要です。そこで、たんぱく質を手軽にとるためにはみそ汁が向いています。

みそ汁は魚介や肉、豆・豆製品を何でも具材にできる上、みそそのものにも大豆たんぱく質が含まれています。さらにご飯との組み合わせでは、たんぱく質を合成する必須アミノ酸のうち、米のたんぱく質に不足するリジン、大豆のたんぱく質に不足するメチオニンをお互いが補い、アミノ酸バランスがよくなって、たんぱく質が効率よく吸収されるのです。

腸活とフレイル予防、両方の観点から毎日のみそ汁をおすすめします。

一日1杯、実だくさんの減塩みそ汁を

今泉久美

ある日の朝食です。みそ汁は一日1杯と決め、朝とったら、昼、夜はとりません。三食のうちいつとってもいいことにしています。朝食はシンプルなみそ汁に。昼食や夕食のときは、肉や魚のみそ汁にして、温泉卵か納豆などでボリュームとたんぱく質の量を上げます。

私は一日三食のうち、二食はお米のごはんを食べています。みそ汁は実がたっぷり入ったものを一日1杯と決め、「ご飯とみそ汁」と「ご飯とおかず」のパターンでとるようになってから、体重が減り始め、血圧が安定し、便秘が解消しました。腸には「発酵食品と食物繊維」が必須といわれますが、みそと米の組み合わせの効果を実感しています。

また、血管系の病気が多い家系なので、みその量を減らして減塩を心がけ、野菜と肉など実の組み合わせも工夫しています。減塩の実だくさんのみそ汁を飲むことで、食事全般に減塩の意識が行きわたることは大きな気づきでした。

本書では、体のために毎日手早くおいしく作れるように、次の3つを大切にレシピを作りました。

1 たんぱく質食材と野菜をバランスよく。

2 減塩でもおいしい。

3 1杯5分ほどで作れる。

この一冊がみなさまのお役に立てればと願っています。

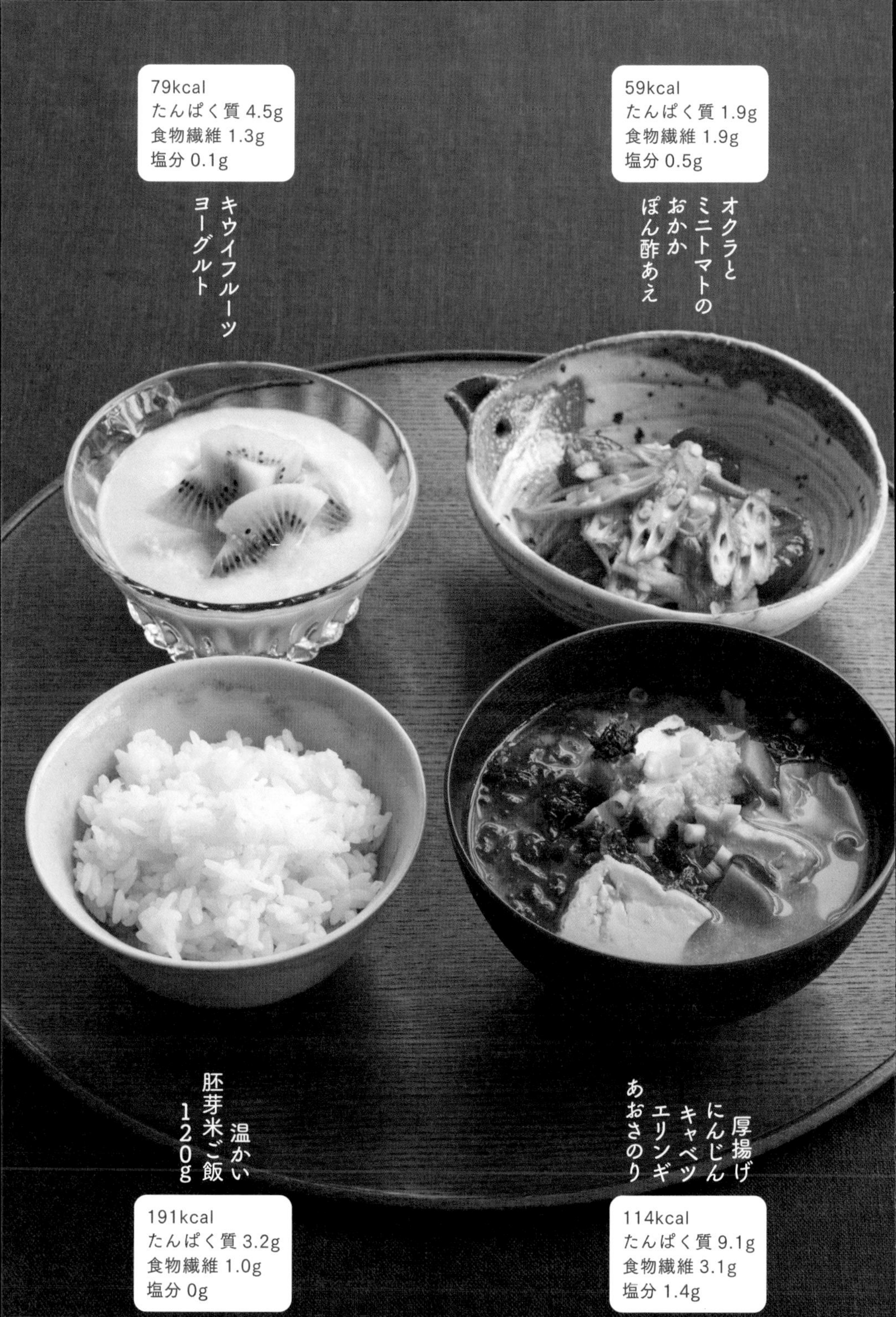

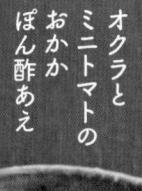

オクラとミニトマトのおかかぽん酢あえ

59kcal
たんぱく質 1.9g
食物繊維 1.9g
塩分 0.5g

キウイフルーツヨーグルト

79kcal
たんぱく質 4.5g
食物繊維 1.3g
塩分 0.1g

厚揚げにんじんキャベツエリンギあおさのり

114kcal
たんぱく質 9.1g
食物繊維 3.1g
塩分 1.4g

温かい胚芽米ご飯120g

191kcal
たんぱく質 3.2g
食物繊維 1.0g
塩分 0g

みそ汁の組み立て方

たんぱく質の食材

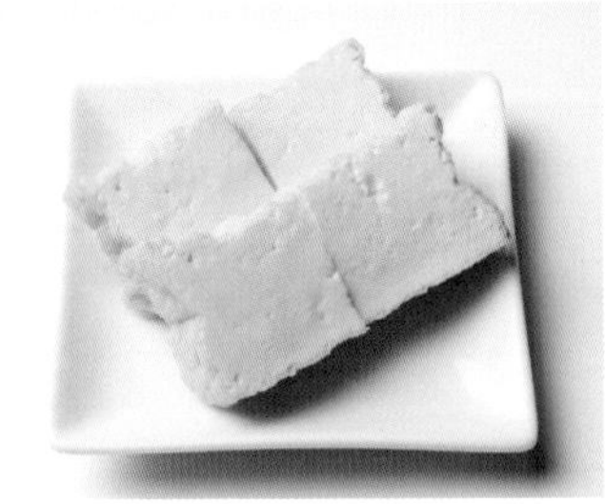

厚揚げや豆腐などの大豆加工食品は50～80gを目安に。肉、魚をとるときは40～70gを目安にします。

野菜、きのこ、芋、海藻

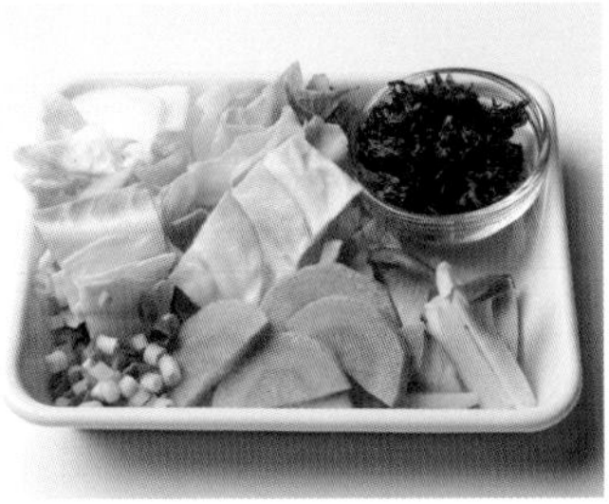

野菜、きのこ、芋は合わせて100gを目安に。市販のカット野菜、下ゆで野菜、冷凍野菜を活用してもいいでしょう。海藻は数g単位で一日1回とります。

水＋ちりめんじゃこ

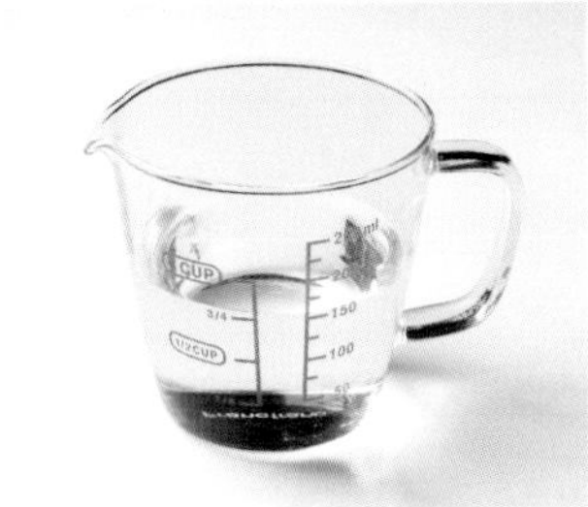

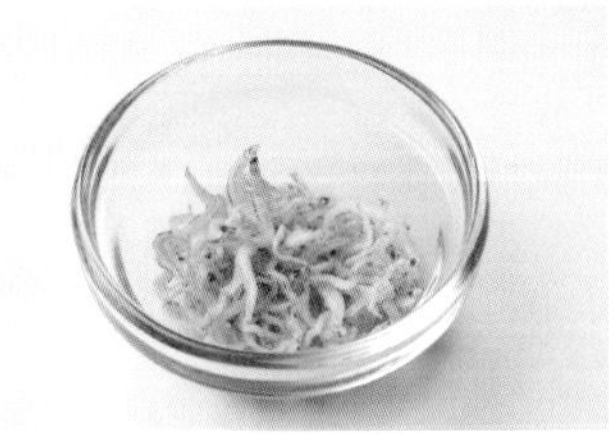

だしは、水150㎖とちりめんじゃこ大さじ½（魚介のみそ汁にはせん切りの昆布1・5g）です。沸騰させるとうまみが出て、すべて食べられるのもいい点です。

みそ

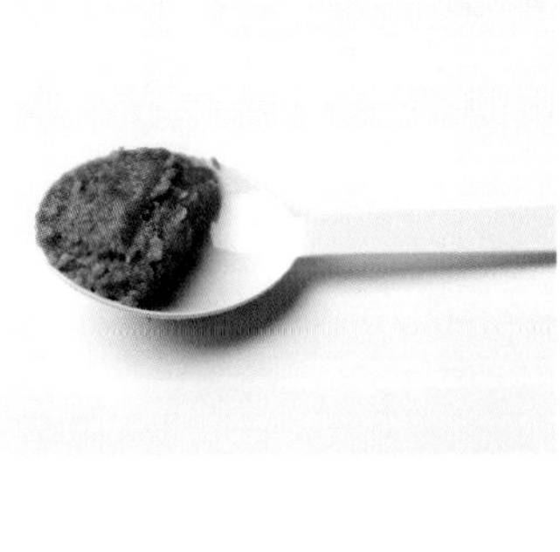

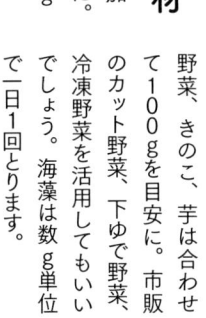

みそ大さじ½と少ない分量で味つけします。薄味にすると実の風味がより感じられ、減塩の感覚もつかめて、食事全般が薄味になっていく効果があります。

たんぱく質、緑黄色と淡色野菜、きのこ、海藻とバランスのいい組み合わせ。

厚揚げ にんじん キャベツ エリンギ あおさのり

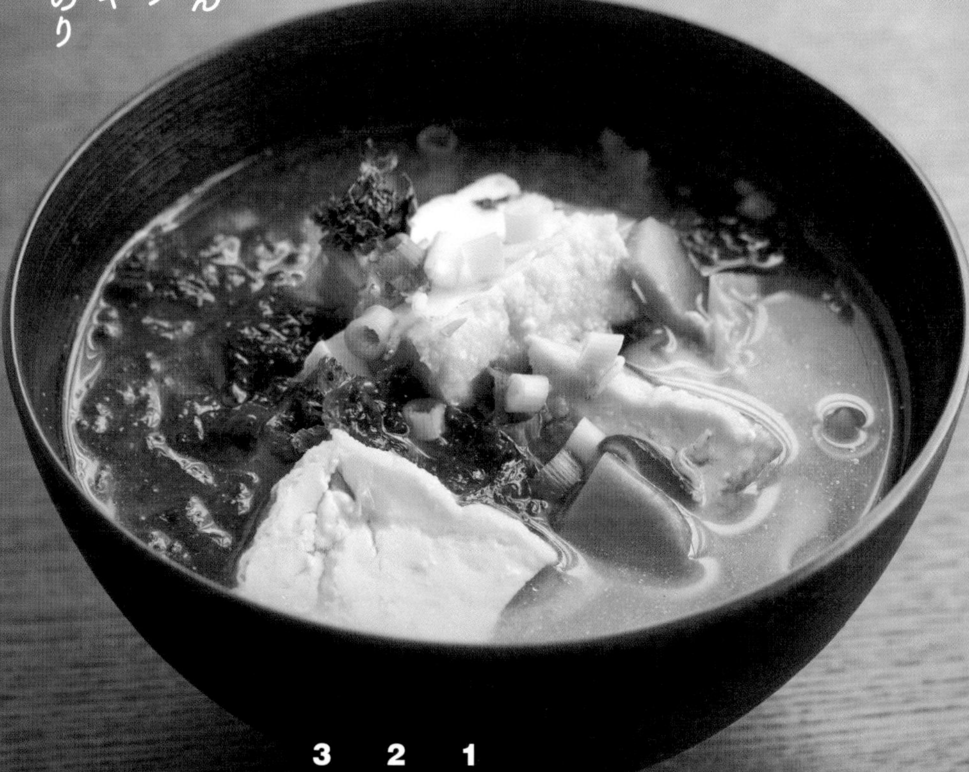

［材料］1人分

A ちりめんじゃこ…大さじ½
　水…150㎖
　厚揚げ（油抜きし、縦半分、5㎜幅）…¼枚（50g）
　エリンギ（薄切り）…小1本（20g）
　にんじん（薄い半月切り）…1.5cm（20g）
　キャベツ（ざく切り）…1枚（50g）

みそ…大さじ½
万能ねぎ（小口切り）…少々
あおさのり…大さじ1

1 小鍋にAを順に重ねて入れ、中火にかける。

2 煮立ったらふたをして少し火を弱め、2分ほど煮る。

3 みそを溶いてお椀によそい、万能ねぎを散らし、あおさのりを添える。

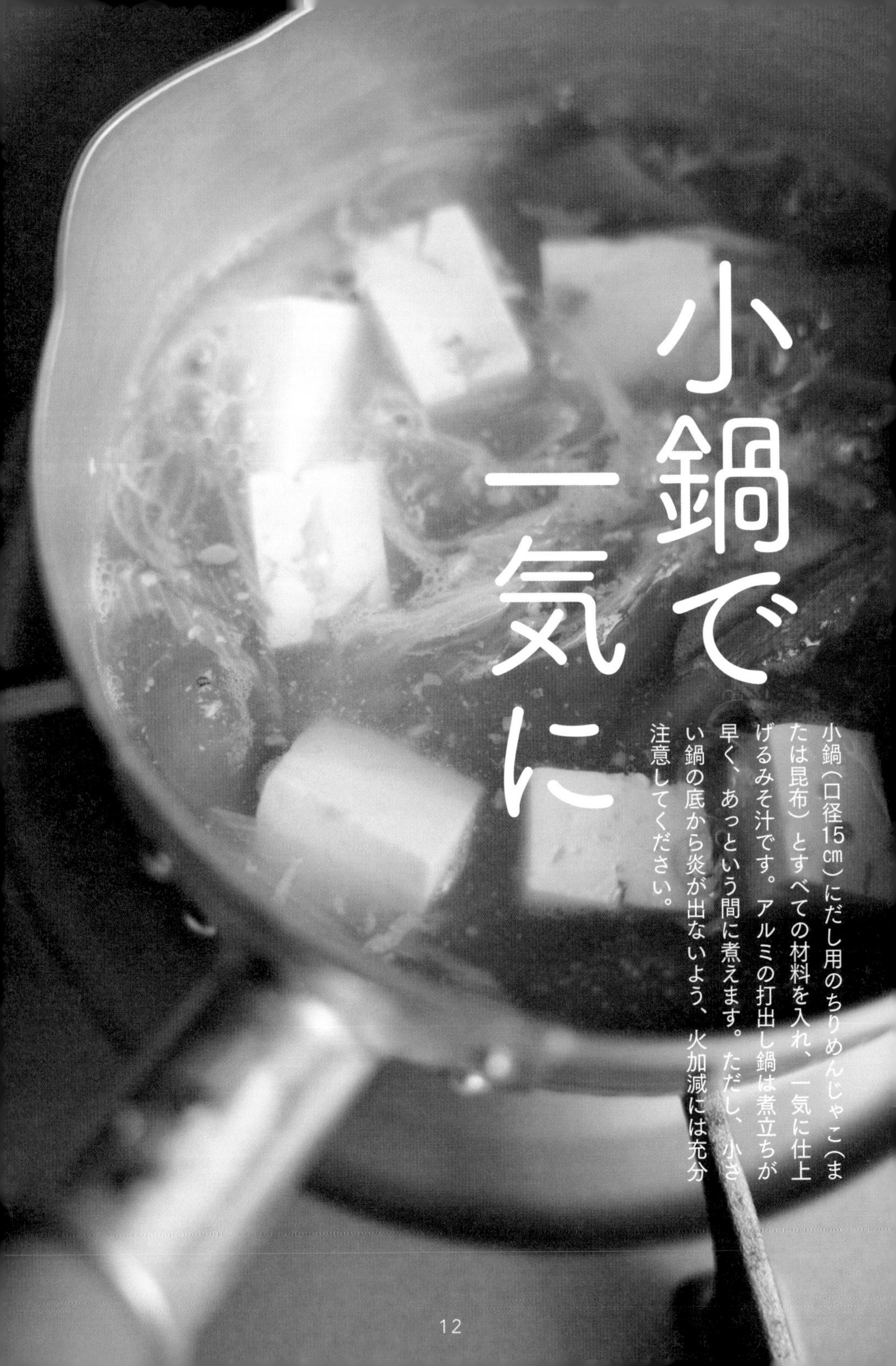

小鍋で一気に

小鍋（口径15㎝）にだし用のちりめんじゃこ（または昆布）とすべての材料を入れ、一気に仕上げるみそ汁です。アルミの打出し鍋は煮立ちが早く、あっという間に煮えます。ただし、小さい鍋の底から炎が出ないよう、火加減には充分注意してください。

［手順］

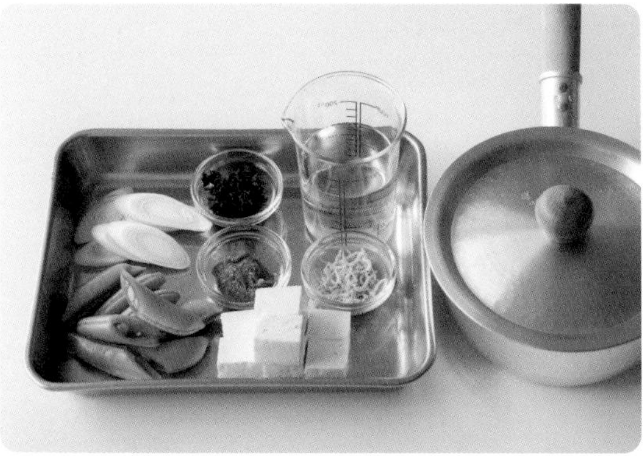

1

アルミの小鍋（口径15㎝）で作ります。だし代わりにちりめんじゃこのうまみ（またはせん切りの昆布）を利用します。あおさのりは仕上がりに加えます。

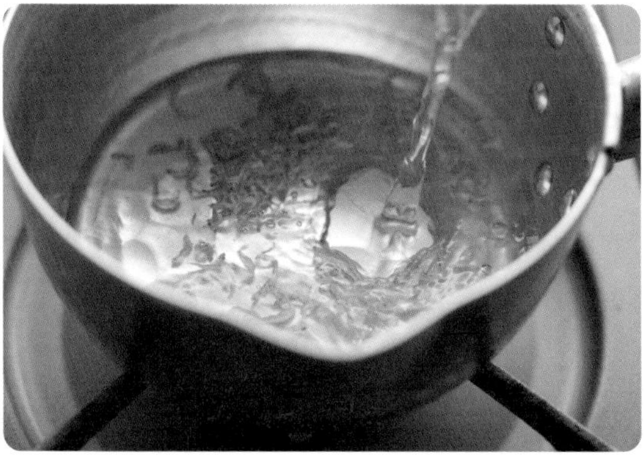

2

まず、鍋にちりめんじゃこを入れ、水を注ぎ、火の通りにくいスナップえんどう、長ねぎ、豆腐、みそを重ねます。

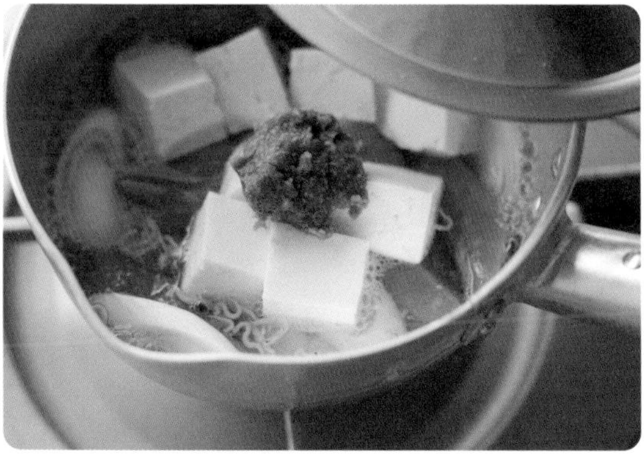

3

中火にかけて煮立ったらふたをして、少し火を弱め、1分30秒ほど煮ます。みそを溶いて、あおさのりは盛りつけてから添えます。

豆腐 スナップえんどう 長ねぎ あおさのり

112kcal
たんぱく質 9.7g
食物繊維 3.4g
塩分 1.4g

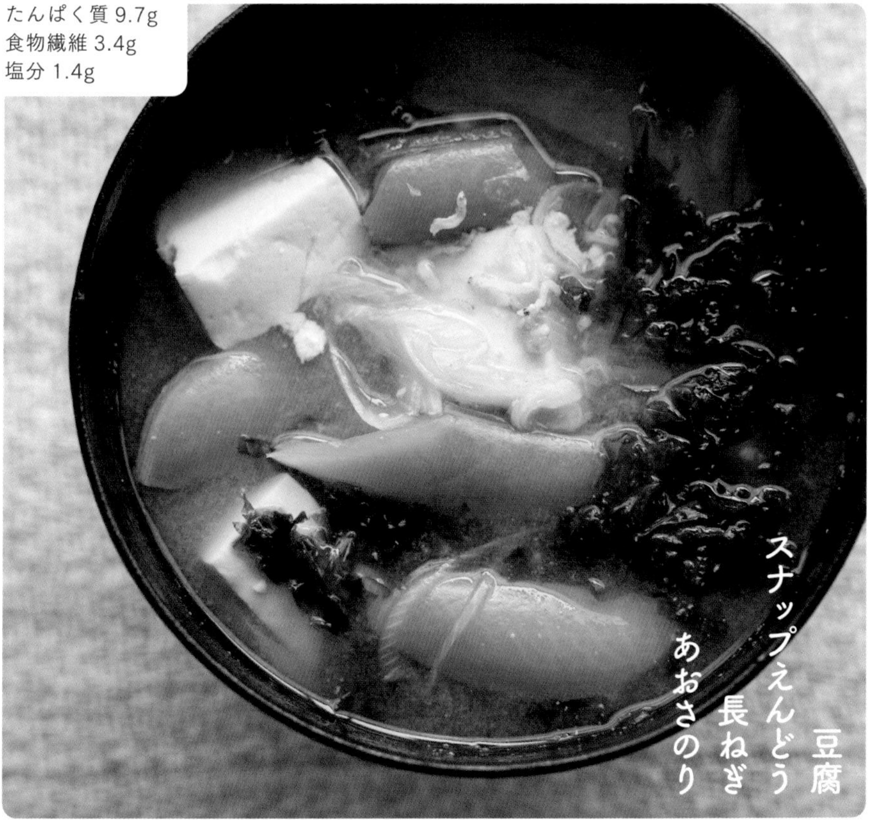

［**材料**］1人分

A
- ちりめんじゃこ…大さじ½
- 水…150mℓ
- スナップえんどう（へたと筋を取り、斜め半分）…4〜5本（50g）
- 長ねぎ（斜め薄切り）…8cm（20g）
- 木綿豆腐（2cm角）…¼丁（80g）
- みそ…大さじ½

あおさのり…大さじ1

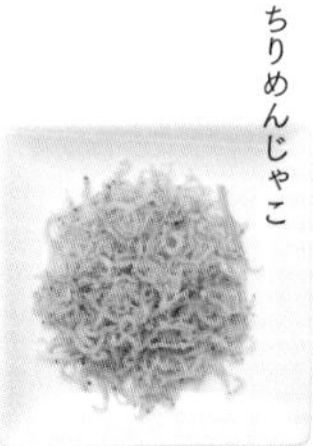

ちりめんじゃこ

1 小鍋にAを順に重ねて入れ、みそをのせて中火にかける。

2 煮立ったらふたをして少し火を弱め、1分30秒ほど煮る。

3 みそを溶いてお椀によそい、あおさのりを添える。

一日に1、2回は食べたい大豆製品と野菜の組み合わせ。
あおさのりは腸内環境を整えるフコイダンなどの多糖類を含みます。

豆腐 新玉ねぎ なめこ カットわかめ

110kcal
たんぱく質 8.9g
食物繊維 3.2g
塩分 1.4g

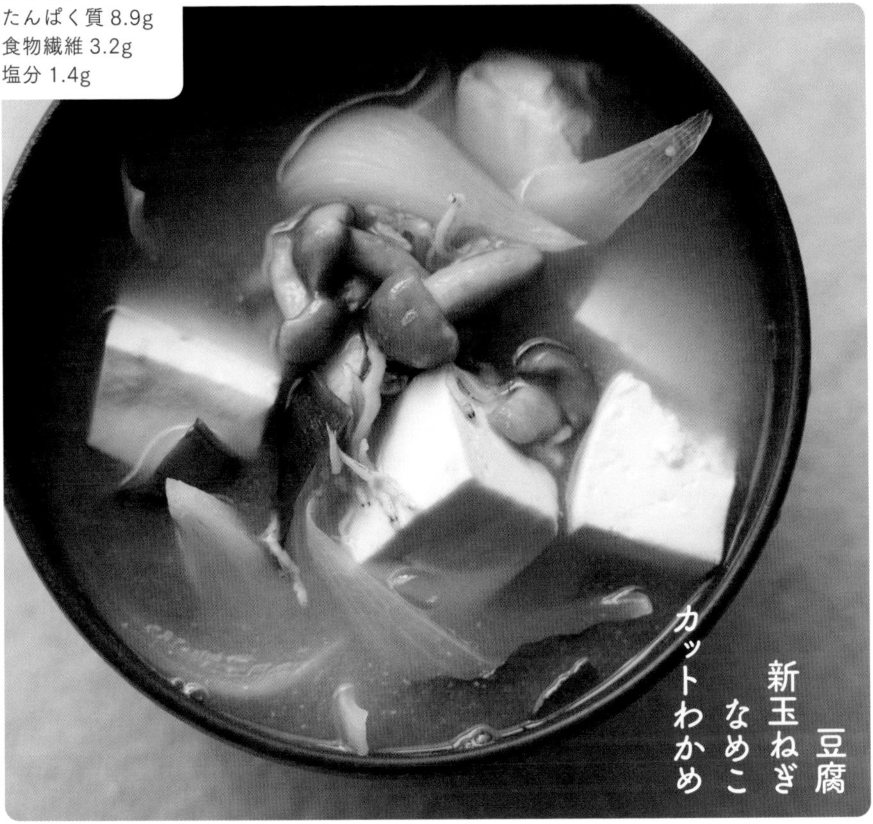

［**材料**］1人分

A ちりめんじゃこ…大さじ½
水…150mℓ
新玉ねぎ（くし形）…小½個（80g）
なめこ（水で洗う）…¼パック（25g）
カットわかめ…小さじ½
木綿豆腐（2cm角）…¼丁（80g）
みそ…大さじ½

1 小鍋にAを順に重ねて入れ、みそをのせて中火にかける。

2 煮立ったらふたをして少し火を弱め、1分ほど煮る。

3 みそを溶いて、お椀によそう。

さっと煮える新玉ねぎのみそ汁は、私の定番。
普通の玉ねぎの場合は切ったあと、レンジで1分ほど加熱すればOKです。

厚揚げ アスパラガス 長ねぎ しいたけ

125kcal
たんぱく質 10.5g
食物繊維 3.1g
塩分 1.3g

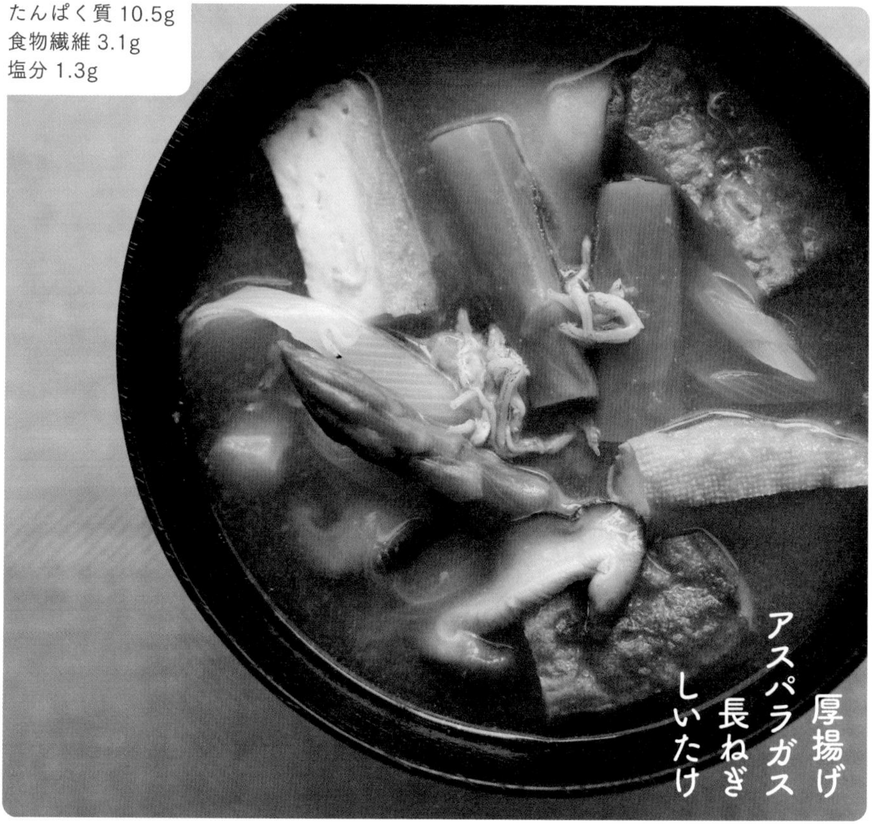

1 小鍋にAを順に重ねて入れ、みそをのせて中火にかける。

2 煮立ったらふたをして少し火を弱め、1分30秒ほど煮る。

3 みそを溶いて、お椀によそう。

［**材料**］1人分

A
- ちりめんじゃこ…大さじ½
- 水…150mℓ
- 長ねぎ（斜め切り）…⅓本（30g）
- 生しいたけ（薄切り）…1枚
- 厚揚げ（油抜きし、棒状）…¼枚（60g）
- グリーンアスパラガス（3〜4㎝長さ）…2本（40g）
- みそ…大さじ½

たんぱく質が豊富な厚揚げは、油のコクもあってみそ汁向きの食材。
アスパラガスには疲労回復効果があり、葉酸も豊富な素材です。

126kcal
たんぱく質 11.3g
食物繊維 3.1g
塩分 1.3g

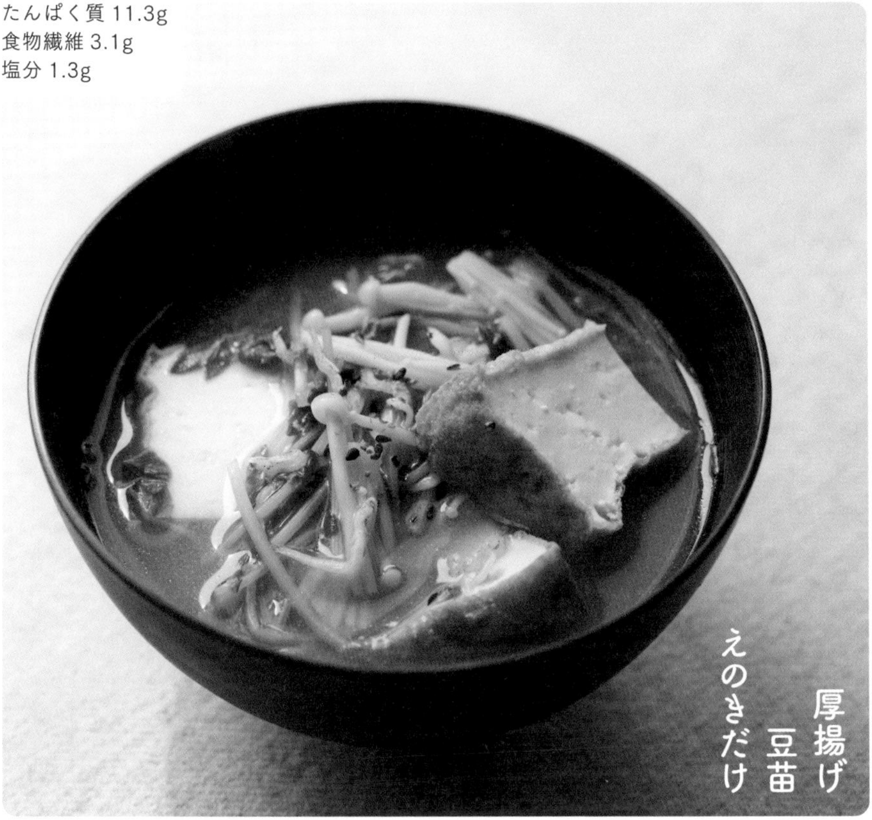

厚揚げ 豆苗 えのきだけ

［**材料**］1人分

A ちりめんじゃこ…大さじ½
水…150mℓ
えのきだけ（2等分）…大⅙パック（30g）
厚揚げ（油抜きし、縦半分、1cm幅）…¼枚（60g）
豆苗（2等分）…½パック（50g）
みそ…大さじ½

1 小鍋にAを順に重ねて入れ、みそをのせて中火にかける。

2 煮立ったらふたをして少し火を弱め、1分ほど煮る。

3 みそを溶いて、お椀によそう。好みで七味とうがらし（分量外）をふる。

厚揚げのたんぱく質、豆苗とえのきだけの食物繊維がとれるレシピ。
えのきだけにはβグルカンが含まれ、腸壁を強くする働きも。

125kcal
たんぱく質 9.3g
食物繊維 3.1g
塩分 1.3g

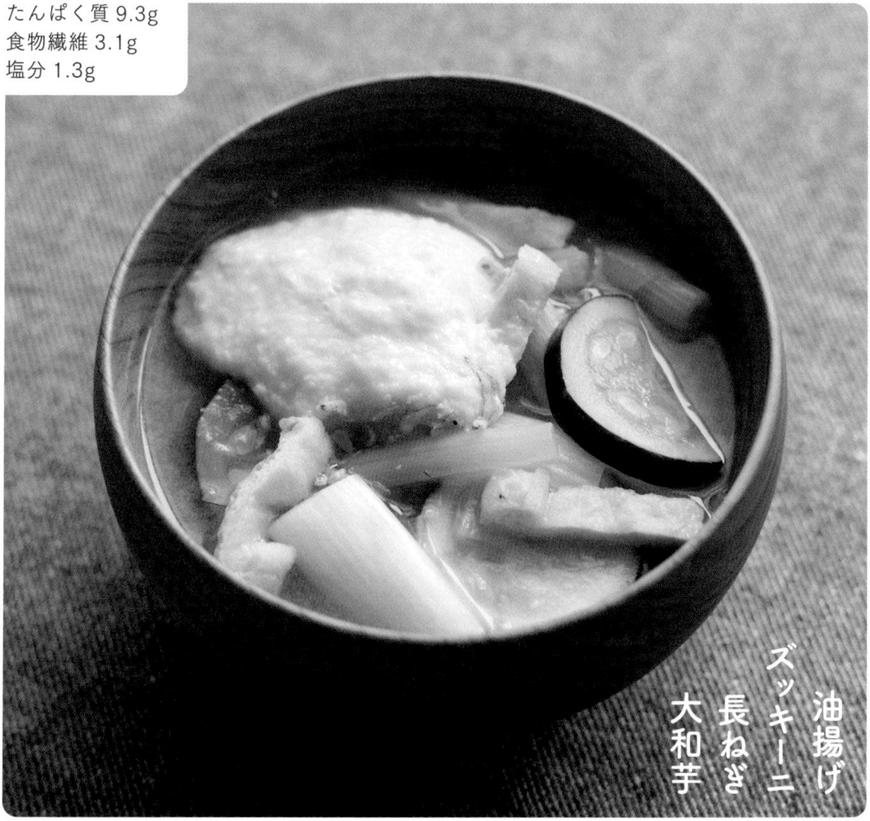

［**材料**］1人分

A
- ちりめんじゃこ…大さじ½
- 水…150㎖
- 長ねぎ（4㎝長さの四つ割り）…⅓本（30g）
- 肉厚の油揚げ（油抜きし、細切り）…½枚（30g）
- ズッキーニ（5㎜幅の輪切り）…小½本（70g）
- みそ…大さじ½

大和芋（すりおろす）…30g

1 小鍋にAを順に重ねて入れ、みそをのせて中火にかける。

2 煮立ったらふたをして少し火を弱め、1分ほど煮る。

3 みそを溶いて、お椀によそって大和芋をかける。

肉厚の油揚げを使うと、油が控えめでボリュームが出ます。
仕上げにとろろをかけて、腸活＋食べごたえを上げました。

98kcal
たんぱく質 9.2g
食物繊維 2.5g
塩分 1.3g

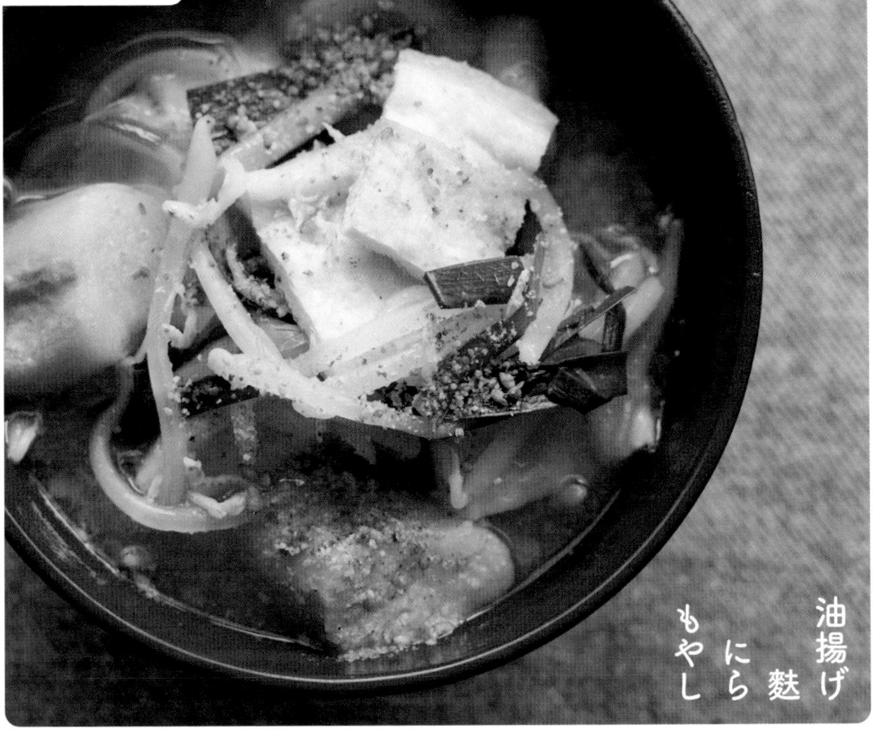

油揚げ にら麩 もやし

［**材料**］1人分

A
- ちりめんじゃこ…大さじ½
- 水…150mℓ
- 肉厚の油揚げ（油抜きし、一口大）…½枚（30g）
- もやし…⅓袋（80g）
- 麩…小3個（2.5g）
- にら（4cm長さ）…⅕束（20g）
- みそ…大さじ½

白すりごま…小さじ½

1 小鍋にAを順に重ねて入れ、みそをのせて中火にかける。

2 煮立ったらふたをして少し火を弱め、1分30秒ほど煮る。

3 みそを溶いて、お椀によそってごまをふる。

油揚げともやしのだしが、なつかしい味。もやしは不溶性の食物繊維を含み、腸の運動を活発にする働きがあります。

ボイル帆立
ホールコーン
玉ねぎ
キャベツ

124kcal
たんぱく質 9.8g
食物繊維 3.1g
塩分 1.5g

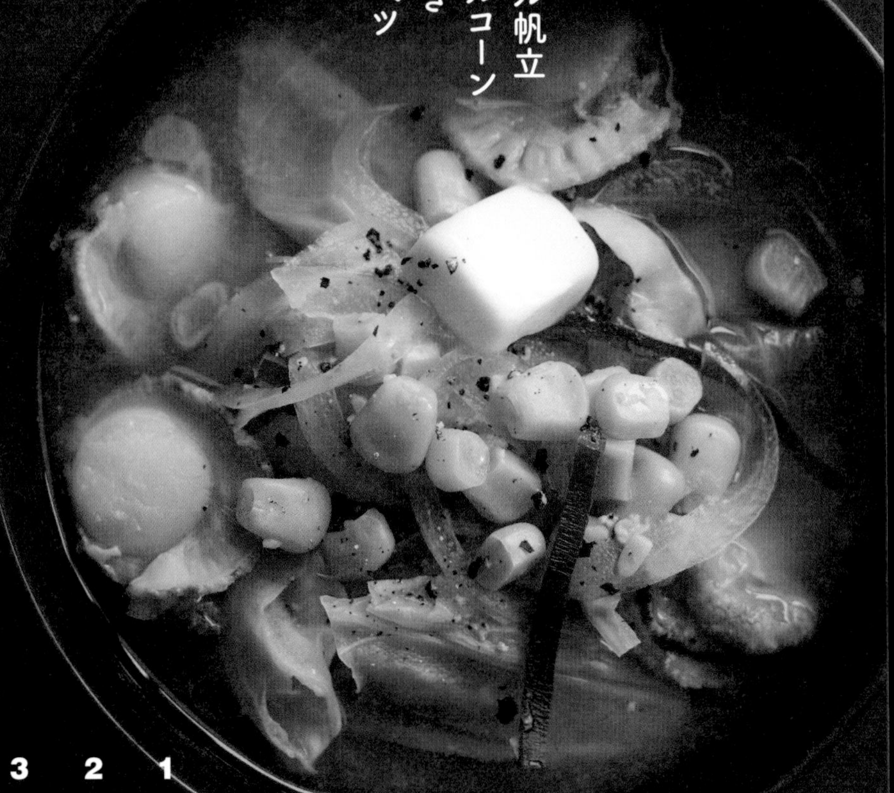

［材料］1人分

A
- 昆布（せん切り）…12〜14本（1.5g）
- 水…150㎖
- 玉ねぎ（薄切り）…1/10個（20g）
- ボイル帆立（小）…6個（40g）
- ホールコーン（無塩・缶詰）…30g
- キャベツ（ざく切り）…1枚（50g）
- みそ…大さじ½

バター（無塩）…小さじ1

1 小鍋にAを順に重ねて入れ、みそをのせて中火にかける。

2 煮立ったらふたをして少し火を弱め、1分30秒ほど煮る。

3 みそを溶いて、お椀によそう。バターをのせ、好みで粗びき黒こしょう（分量外）をふる。

ボイル帆立1パックは1人分には多い分量です。1日目はパスタ、2日目はみそ汁と変化をつければ最後までおいしく使いきれます。

80kcal
たんぱく質 9.9g
食物繊維 3.2g
塩分 1.4g

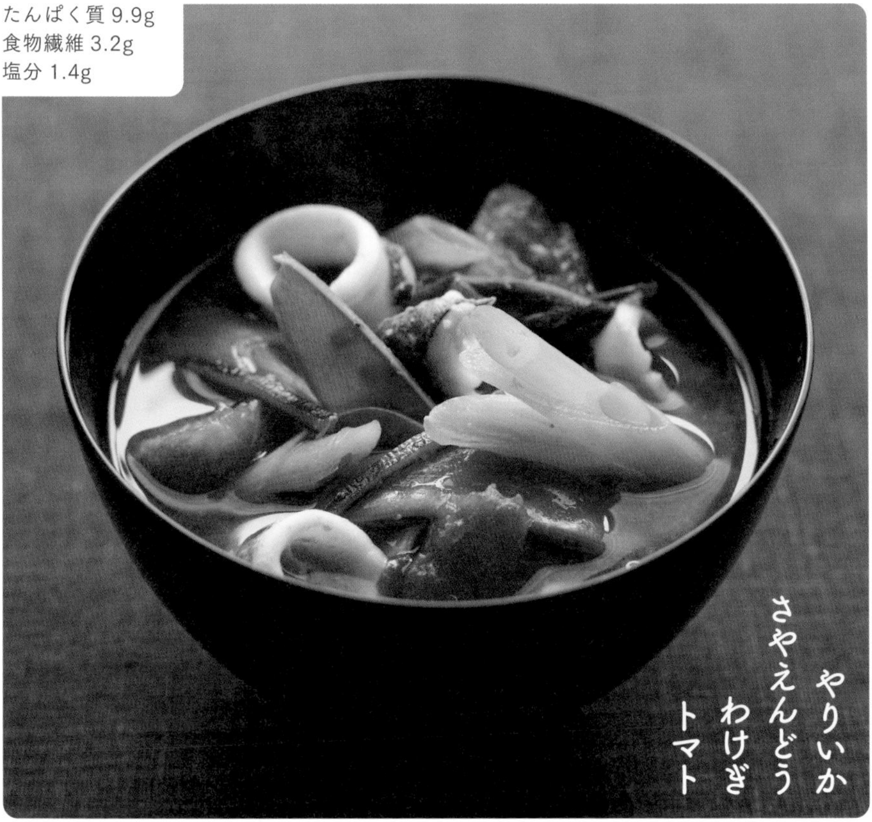

やりいか さやえんどう わけぎ トマト

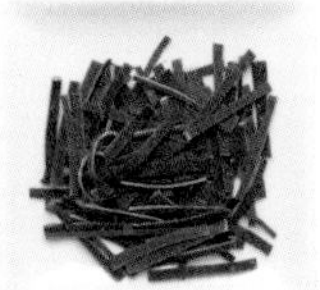

昆布
2ページ参照

［**材料**］1人分

A
- 昆布（せん切り）… 12〜14本（1.5g）
- 水 … 150㎖
- やりいか（輪切り）… 小1ぱい（40g）
- さやえんどう（へたと筋を取る）… 20g
- わけぎ（2cm幅の斜め切り）… 1本（50g）
- トマト（一口大）… 小¼個（30g）
- みそ … 大さじ½

1 小鍋にAを順に重ねて入れ、みそをのせて中火にかける。

2 煮立ったらふたをして少し火を弱め、1分30秒ほど煮る。

3 みそを溶いて、お椀によそう。

小さいやりいかは、かたくなりにくく使い勝手のいいたんぱく質の食材です。
また、含まれる多糖類は、腸活アップに効果的。

生鮭 アスパラガス 玉ねぎ

131kcal
たんぱく質 18.4g
食物繊維 2.4g
塩分 1.4g

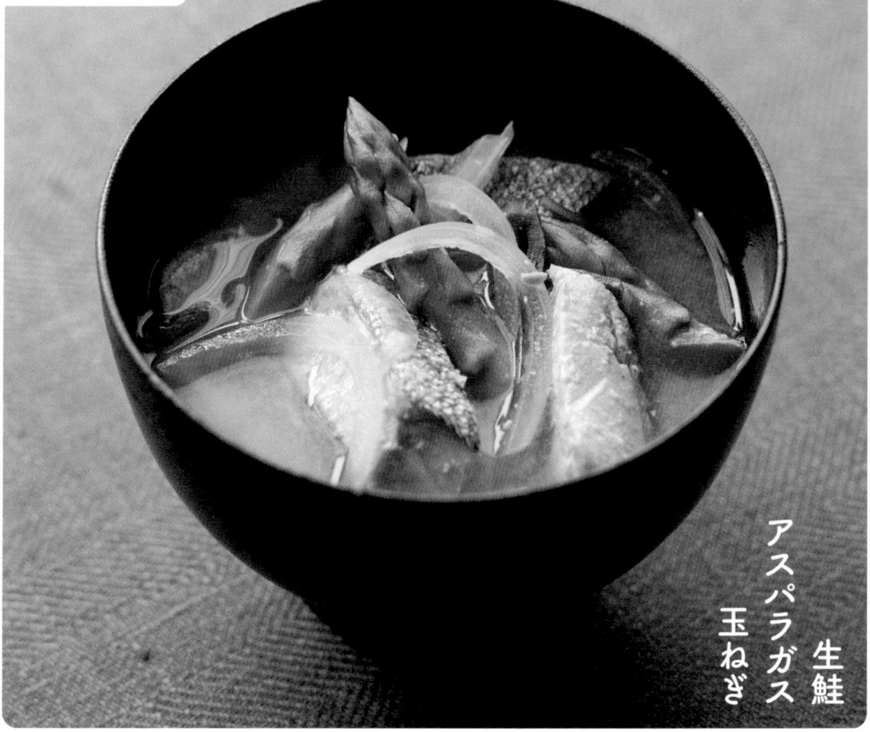

［**材料**］1人分

A
- 昆布（せん切り）… 12〜14本（1.5g）
- 水 … 150㎖
- 生鮭の切り身（1㎝幅。酒少々をふる）… 小1切れ（70g）
- 玉ねぎ（薄切り）… 小¼個（50g）
- グリーンアスパラガス（斜め3㎝長さ）… 2本（40g）
- みそ … 大さじ½

1 小鍋にAを順に重ねて入れ、みそをのせて中火にかける。

2 煮立ったらふたをして少し火を弱め、2分ほど煮る。

3 みそを溶いて、お椀によそう。

脂の多いサーモンなら、1/2切れを使います。
アスパラガスの代わりとして、小さく切ったブロッコリーもおすすめ。

110kcal
たんぱく質 17.6g
食物繊維 2.9g
塩分 1.3g

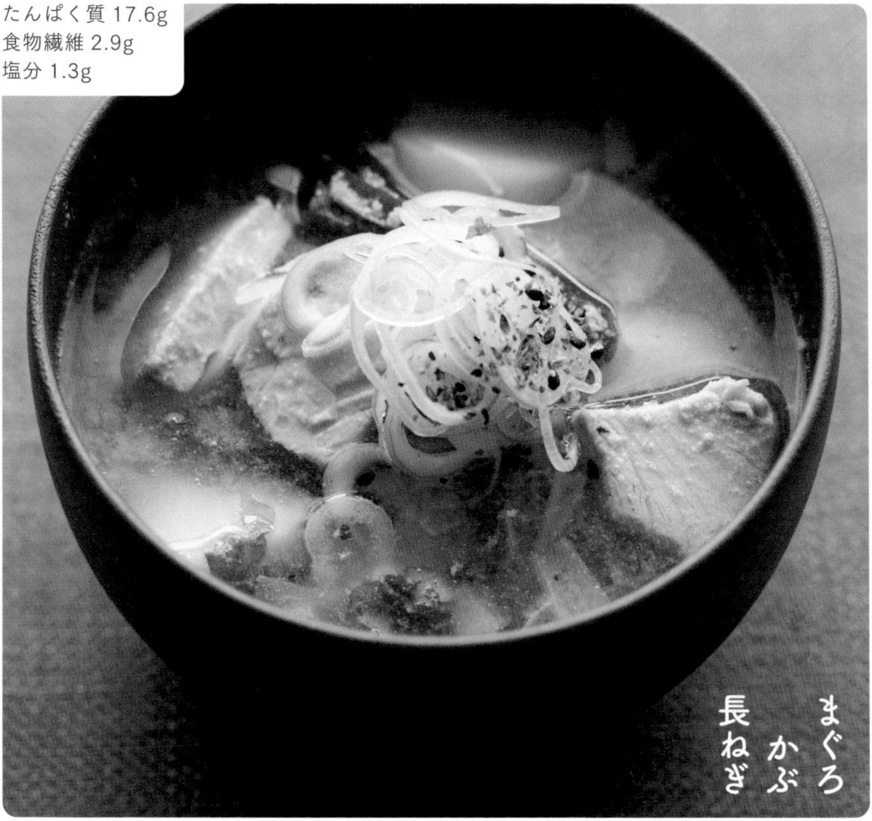

まぐろ かぶ 長ねぎ

［**材料**］1人分

A ｛昆布（せん切り）… 12〜14本（1.5g）
　水 … 150mℓ
　まぐろのぶつ切り（水気をふく）… 60g
　かぶ（実は5mm幅、葉は1.5cm幅）… 小1個（100g）
　みそ … 大さじ½
長ねぎ（小口切り）… 3cm

1 小鍋にAを順に重ねて（かぶは実と葉の順に）入れ、みそをのせて中火にかける。

2 煮立ったらふたをして少し火を弱め、1分ほど煮る。

3 みそを溶いて、お椀によそう。長ねぎをのせ、好みで七味とうがらし（分量外）をふる。

かぶは皮ごと使って食物繊維をアップ。葉酸の多いかぶの葉も使うと、
まぐろの赤身に含まれる鉄分とともに貧血予防、改善に。

194kcal
たんぱく質 17.0g
食物繊維 4.2g
塩分 1.3g

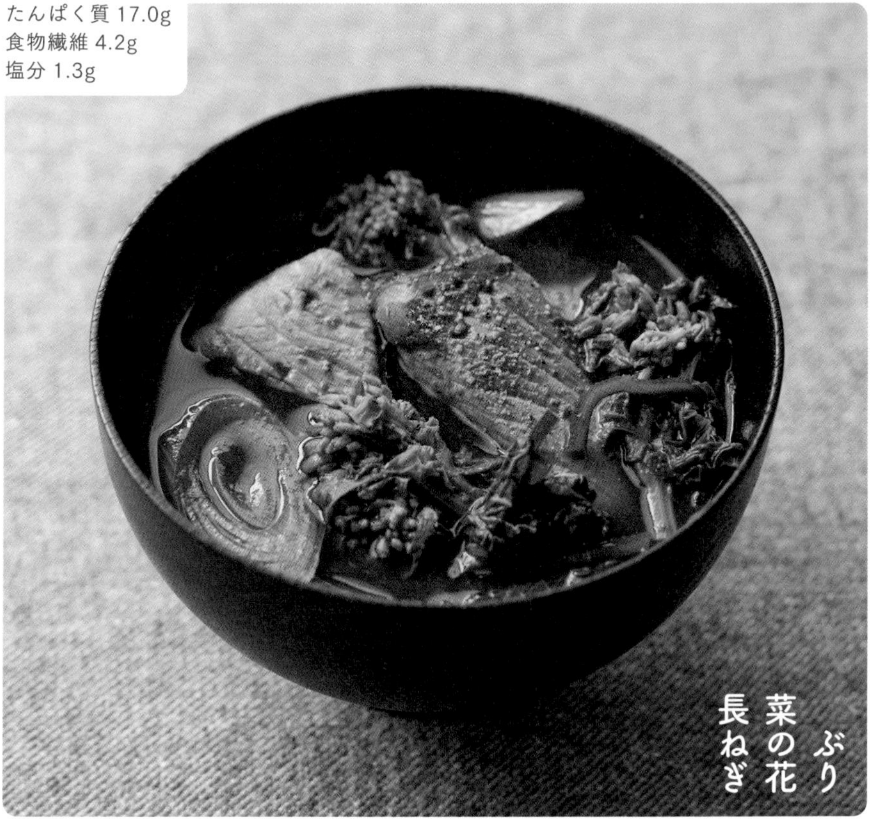

ぶり 菜の花 長ねぎ

［**材料**］1人分

A
- 昆布(せん切り)…12〜14本(1.5g)
- 水…150mℓ
- ぶりの切り身(3等分。酒少々をふる)…大½切れ(60g)
- みりん…小さじ½
- 長ねぎ(斜め切り)…小½本(40g)
- 菜の花(2等分)…¼束(50g)
- 赤だしみそ…大さじ½

1 小鍋にAを順に入れて中火にかける。赤だしみそは溶きにくいので、下のほうに入れておく。

2 煮立ったらふたをして少し火を弱め、2分30秒ほど煮る。

3 みそを溶いてお椀によそう。好みで粉ざんしょう(分量外)をふる。

ぶりは良質のたんぱく質と脂質を含んでいます。
菜の花の葉酸の含有量はトップクラス。小松菜に代えてもOK。

114kcal
たんぱく質 10.6g
食物繊維 3.1g
塩分 1.6g

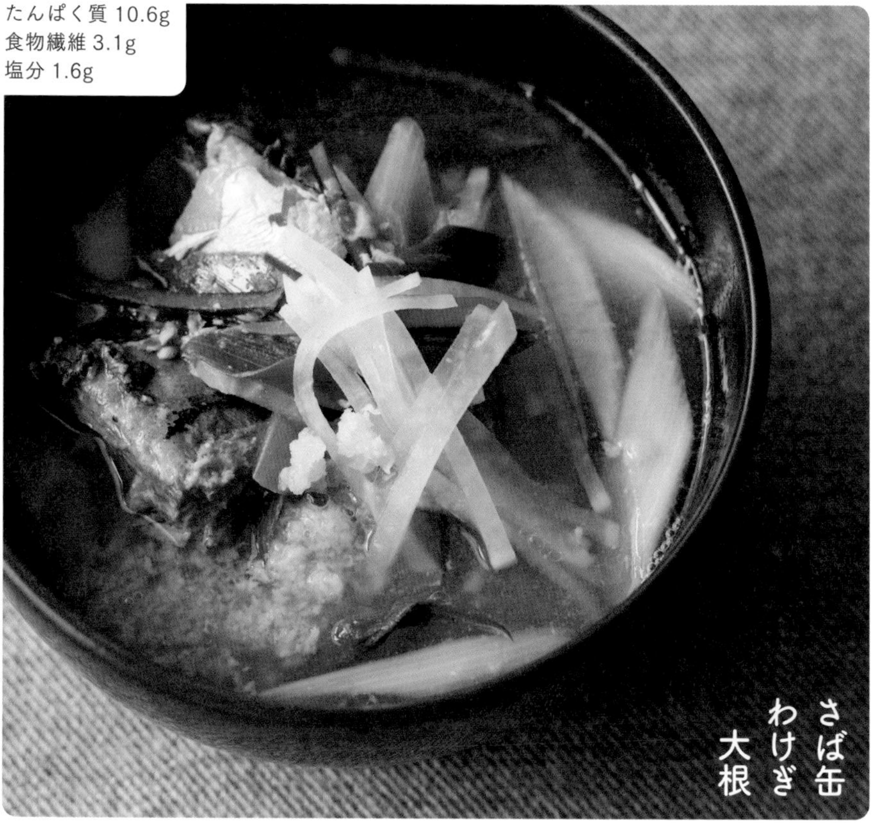

さば缶 わけぎ 大根

［**材料**］1人分

A ┌ 昆布（せん切り）… 12〜14本（1.5g）
│ 水 … 150mℓ
│ 大根（せん切り）… 1cm（80g）
│ さばの水煮（缶詰。ほぐす）… 40g
│ わけぎ（1cm幅の斜め切り）… 小1本（40g）
└ みそ … 大さじ½

おろししょうが … 小さじ½

1 小鍋にAを順に入れ、みそをのせて中火にかける。

2 煮立ったらふたをして少し火を弱め、1分30秒ほど煮る。

3 みそを溶いてお椀によそい、しょうがを添える。

さばはたんぱく質、カルシウム、良質の脂質を含む魚。
せん切りの大根は、薄い輪切りにしてから切れば早く煮えます。

あさり 油揚げ ミニトマト キャベツ

79kcal
たんぱく質 6.6g
食物繊維 1.7g
塩分 1.7g

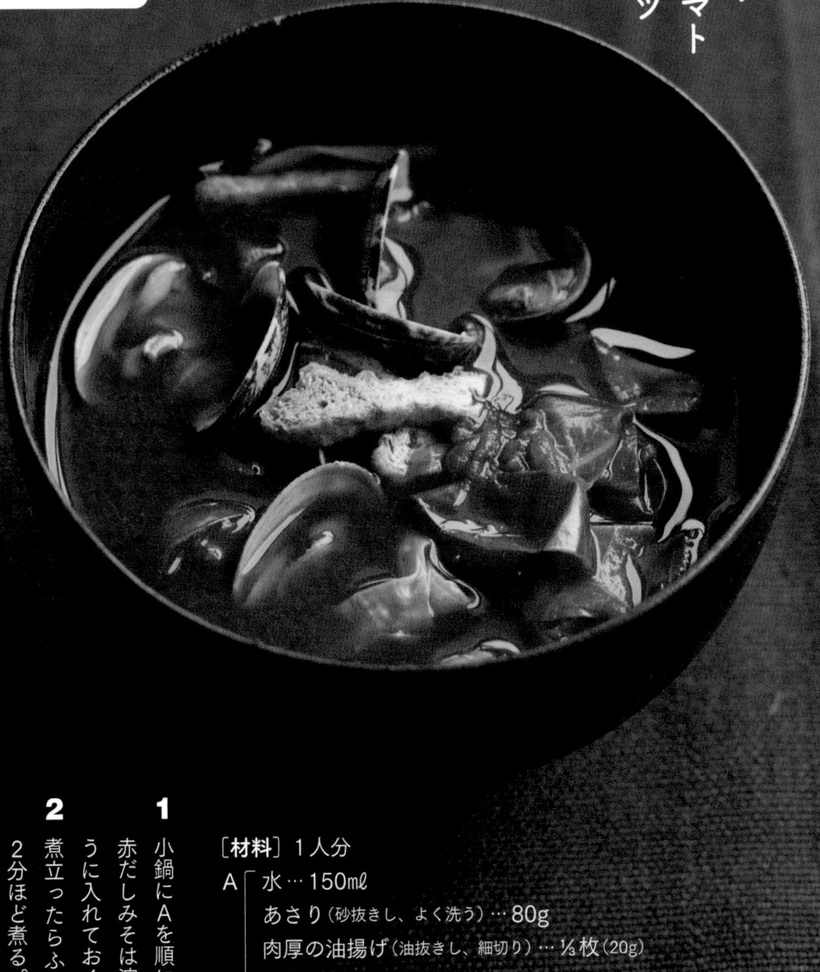

［**材料**］1人分

A
- 水…150mℓ
- あさり（砂抜きし、よく洗う）…80g
- 肉厚の油揚げ（油抜きし、細切り）…⅓枚（20g）
- みりん…小さじ½
- キャベツ（ざく切り）…1枚（50g）
- ミニトマト（縦半分）…2個（20g）
- 赤だしみそ…大さじ½弱

1 小鍋にAを順に入れて中火にかける。赤だしみそは溶きにくいので、下のほうに入れておく。

2 煮立ったらふたをして少し火を弱め、2分ほど煮る。

3 みそを溶いてお椀によそう。

あさりはだしが出ますが、たんぱく質量が少ないのでそれを補う油揚げを加えています。トマトのグルタミン酸でうまみをアップ。

みその選び方

十割麹みそ

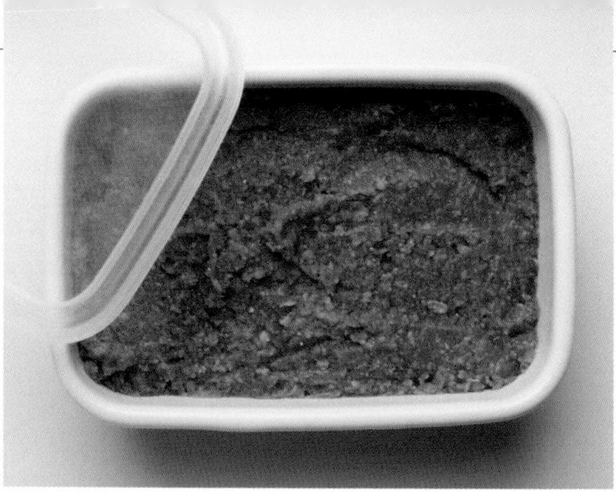

この本では市販品の塩分12・4%のみそで栄養計算しています。私が作る十割麹みそは、大豆1kg、米麹1kg、粗塩400gの割合で、塩分約10%と市販品よりやや薄味です。みその塩分により量は加減してください。

二十割麹減塩みそ

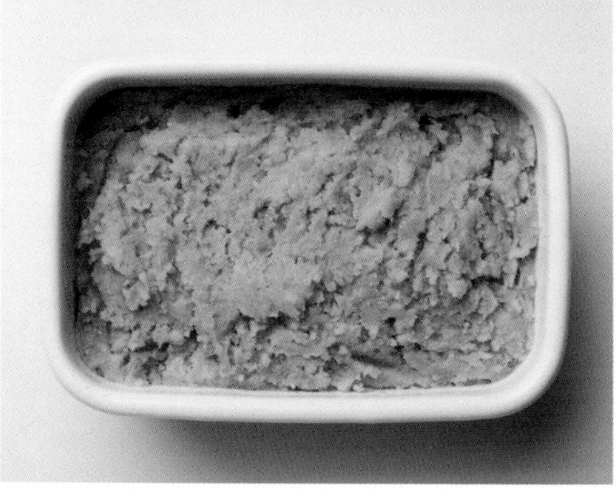

大豆1kg、米麹2kg、塩400gで作った二十割麹減塩みそ。こちらは塩分7～8%のみそで、麹のうまみと甘みがより感じられます。市販品もあり、パッケージに20割麹みそと表示されています。減塩を意識している人におすすめ。

赤だしみそ

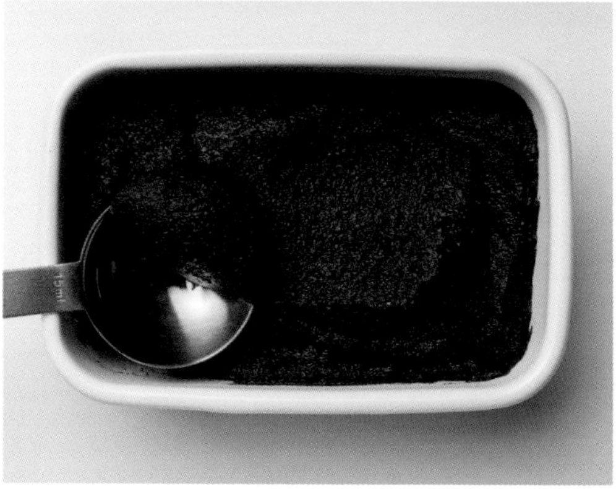

大豆麹のみそです。独特の渋み、深みがあるので、夏にはさっぱりとしたみそ汁がいただけます。私は赤だしみそにみりんを少量加えて、まろやかにして使っています。

西京みそ

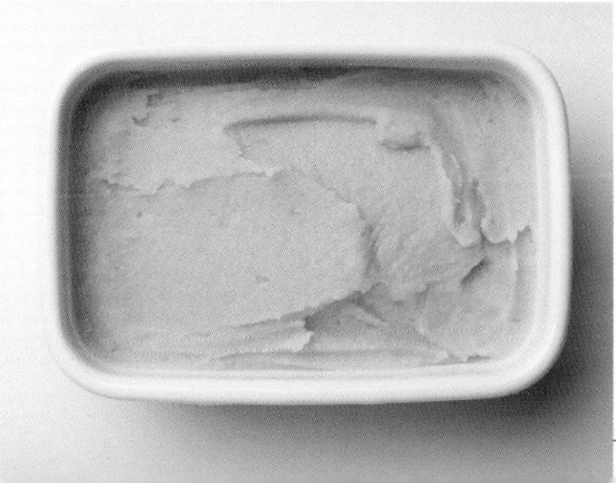

米麹の配合が最も多く、塩分が低く、甘みの勝ったみそです。米麹の二十割麹みそが手に入らない場合は、信州みそ(好みのみそ)と西京みそを1対1で合わせて使ってもいいでしょう。

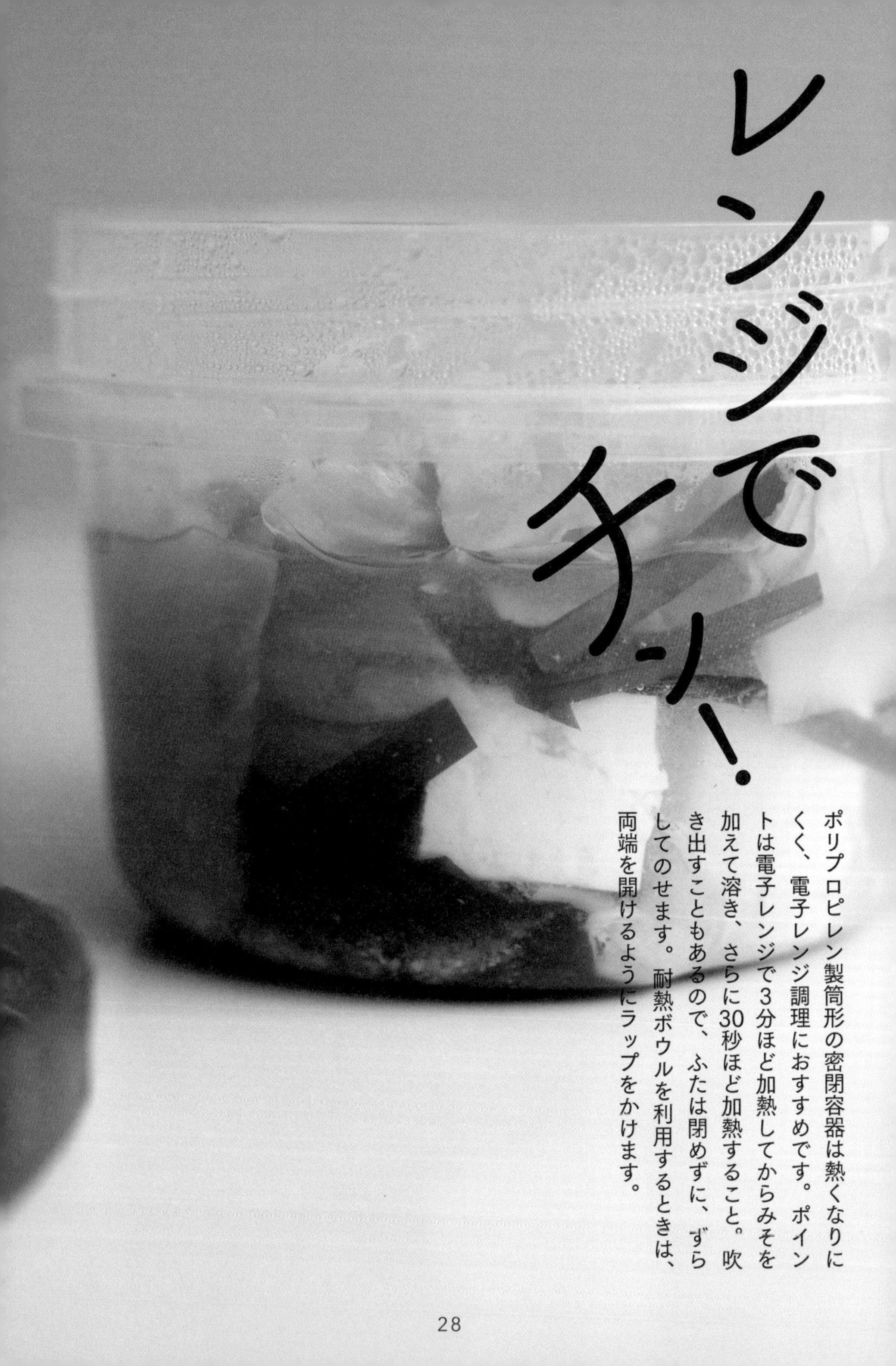

レンジでチン！

ポリプロピレン製筒形の密閉容器は熱くなりにくく、電子レンジ調理におすすめです。ポイントは電子レンジで3分ほど加熱してからみそを加えて溶き、さらに30秒ほど加熱すること。吹き出すこともあるので、ふたは閉めずに、ずらしてのせます。耐熱ボウルを利用するときは、両端を開けるようにラップをかけます。

［手順］

1

ポリ製の密閉容器（約470㎖）を使用。ちりめんじゃこ大さじ½（またはせん切りの昆布1・5g）、水150㎖、みそ大さじ½が基本です。たんぱく質食材の豆腐、たっぷりのキャベツとにら、腸活に役立ち、うまみも出るカットわかめを使用。

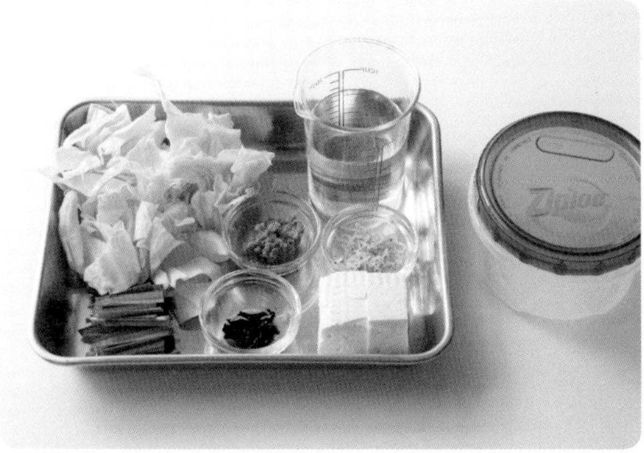

2

ちりめんじゃこと水を入れ、カットわかめ、木綿豆腐、にら、キャベツを順に入れて、必ずふたをずらしてのせて電子レンジで3分ほど加熱。

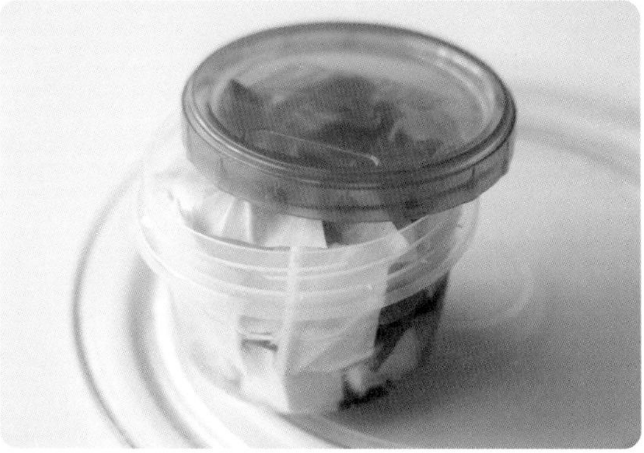

3

取り出して、みそを加えて溶き、ふたをずらしてのせてさらに30秒ほど加熱して仕上げます。

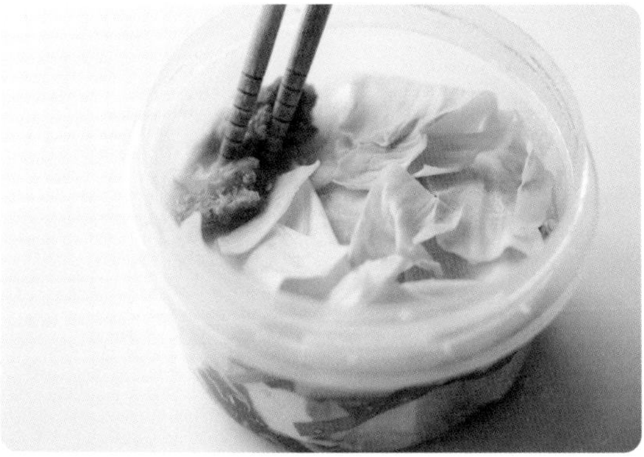

わかめのうまみ、キャベツの甘さがしみ出して、薄味でも抜群のおいしさ。
にらが含む硫化アリルには血流をよくする働きも。

豆腐 にら キャベツ カットわかめ

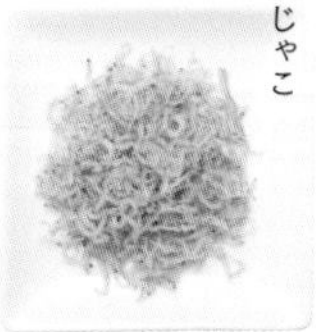
ちりめんじゃこ

［**材料**］1人分

A
- ちりめんじゃこ…大さじ½
- 水…150㎖
- カットわかめ…小さじ½
- 木綿豆腐（4等分）…¼丁（80g）
- にら（3cm長さ）…⅕束（20g）
- キャベツ（2cm幅）…1枚（50g）

みそ…大さじ½

1 耐熱容器にAを順に重ねて入れ、必ずふたをずらしてのせる。

2 電子レンジで3分ほど加熱する。

3 みそを加えて溶き、ふたをずらしてのせ、さらに30秒ほど加熱し、お椀によそう。

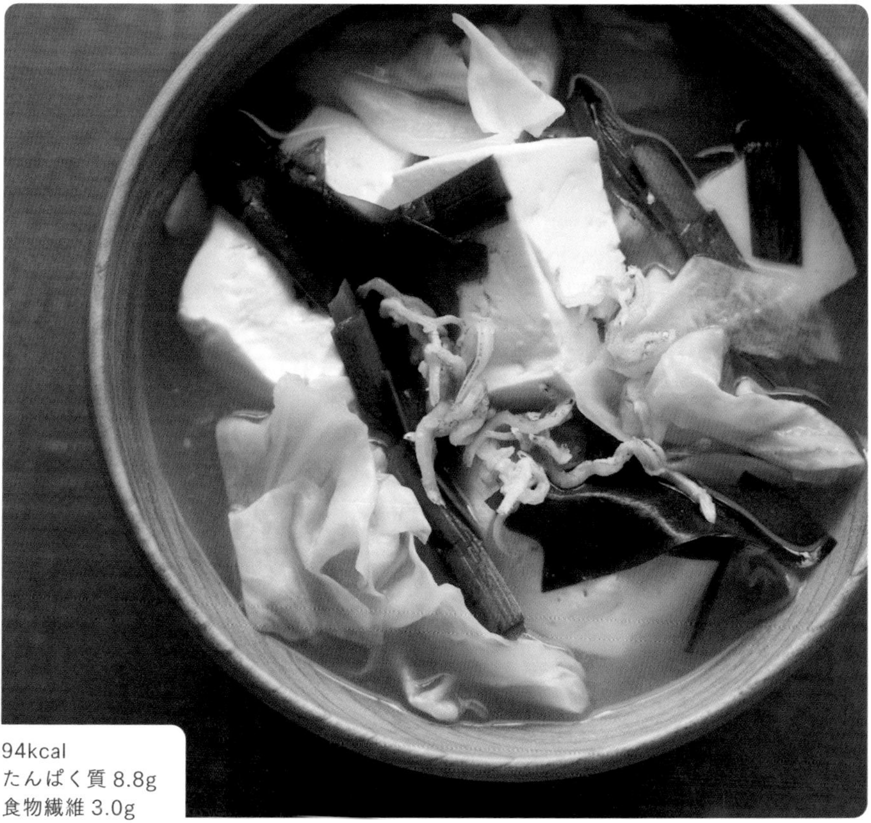

94kcal
たんぱく質 8.8g
食物繊維 3.0g
塩分 1.4g

ブロッコリーはビタミンCや葉酸が豊富な野菜。にんじんに含まれるβ-カロテンは、卵の油分と一緒にとることで吸収率もアップ。

温泉卵 ブロッコリー にんじん 玉ねぎ

［材料］1人分

A
- ちりめんじゃこ…大さじ½
- 水…150mℓ
- ブロッコリー（小房に分け、水にさらす）…2～3房（60g）
- にんじん（薄い半月切り）…小⅓本（30g）
- 玉ねぎ（薄切り）…¼個（50g）

みそ…大さじ½

温泉卵…1個

1 耐熱容器にAを順に重ねて入れ、必ずふたをずらしてのせる。

2 電子レンジで3分ほど加熱する。

3 みそを加えて溶き、ふたをずらしてのせ、さらに30秒ほど加熱する。お椀によそい、温泉卵をのせる。

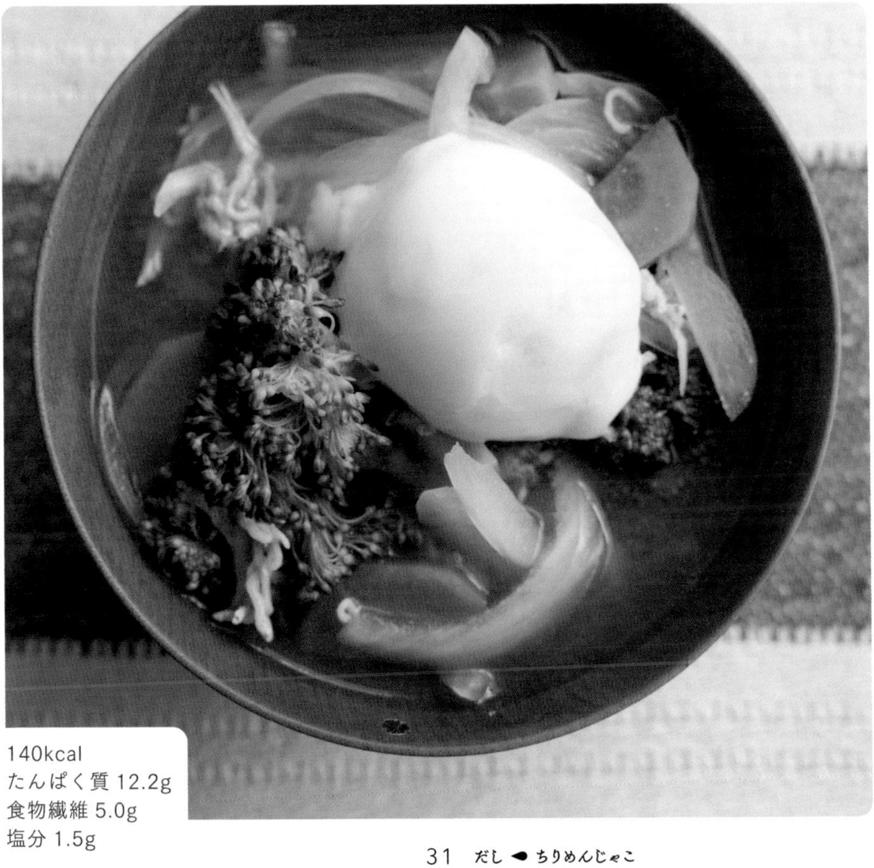

140kcal
たんぱく質 12.2g
食物繊維 5.0g
塩分 1.5g

油揚げとかぼちゃは相性よし。かぼちゃは抗酸化作用が高いビタミンACE（エース）や食物繊維が豊富。えのきのぬめりは有用菌を増やす効果で腸活にぴったりです。

油揚げ かぼちゃ 長ねぎ えのきだけ

［材料］１人分

A ちりめんじゃこ…大さじ½
水…150mℓ
肉厚の油揚げ（油抜きし、1cm幅）…½枚（30g）
長ねぎ（斜め切り）…⅓本（30g）
えのきだけ（2等分）…小¼袋（20g）
かぼちゃ（1cm厚さ）…50g

みそ…大さじ½

1 耐熱容器にAを順に重ねて入れ、必ずふたをずらしてのせる。

2 電子レンジで3分ほど加熱する。

3 みそを加えて溶き、ふたをずらしてのせ、さらに30秒ほど加熱する。お椀によそい、好みで七味とうがらし（分量外）をふる。

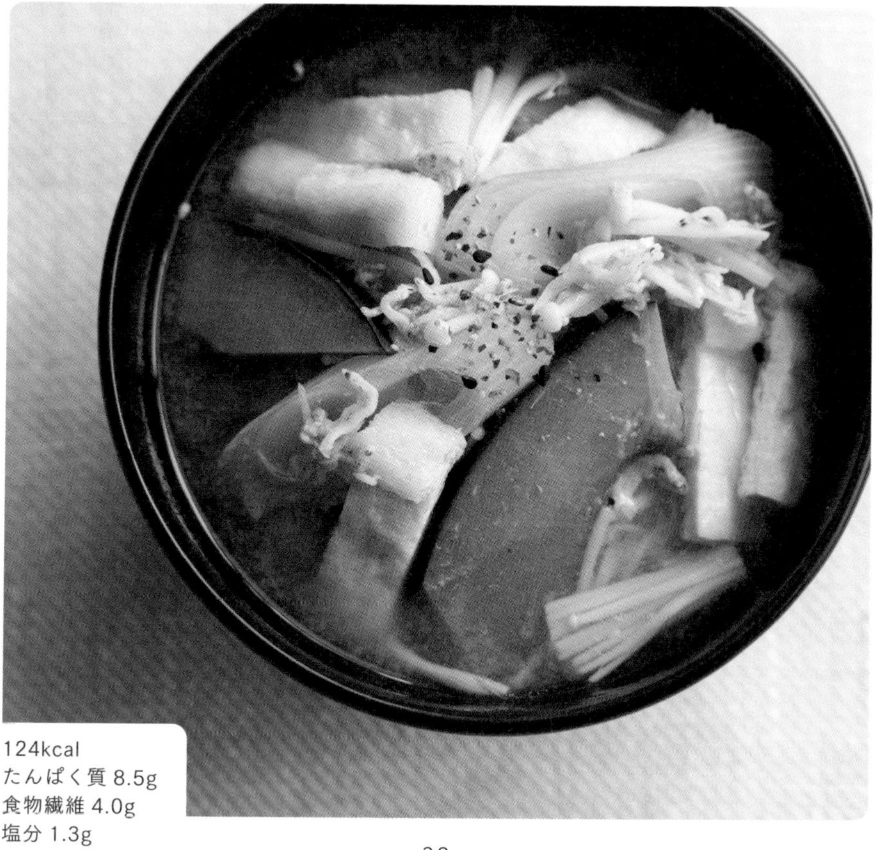

124kcal
たんぱく質 8.5g
食物繊維 4.0g
塩分 1.3g

アボカドは食物繊維が豊富で腸活におすすめの食材。
カロリーが高いので、サンドイッチに使った翌日、半分だけみそ汁に入れています。

厚揚げ ミニトマト 万能ねぎ アボカド

［**材料**］1人分

A
- ちりめんじゃこ…大さじ½
- 水…150ml
- 厚揚げ（油抜きし、角切り）…¼丁（60g）
- アボカド（2cm角に切る）…½個（70g）
- ミニトマト（縦半分）…2個（20g）

みそ…大さじ½
万能ねぎ（斜め薄切り）…½本

1 耐熱容器にAを順に重ねて入れ、必ずふたをずらしてのせる。

2 電子レンジで3分ほど加熱する。

3 みそを加えて溶き、ふたをずらしてのせ、さらに30秒ほど加熱する。お椀によそい、万能ねぎを添える。

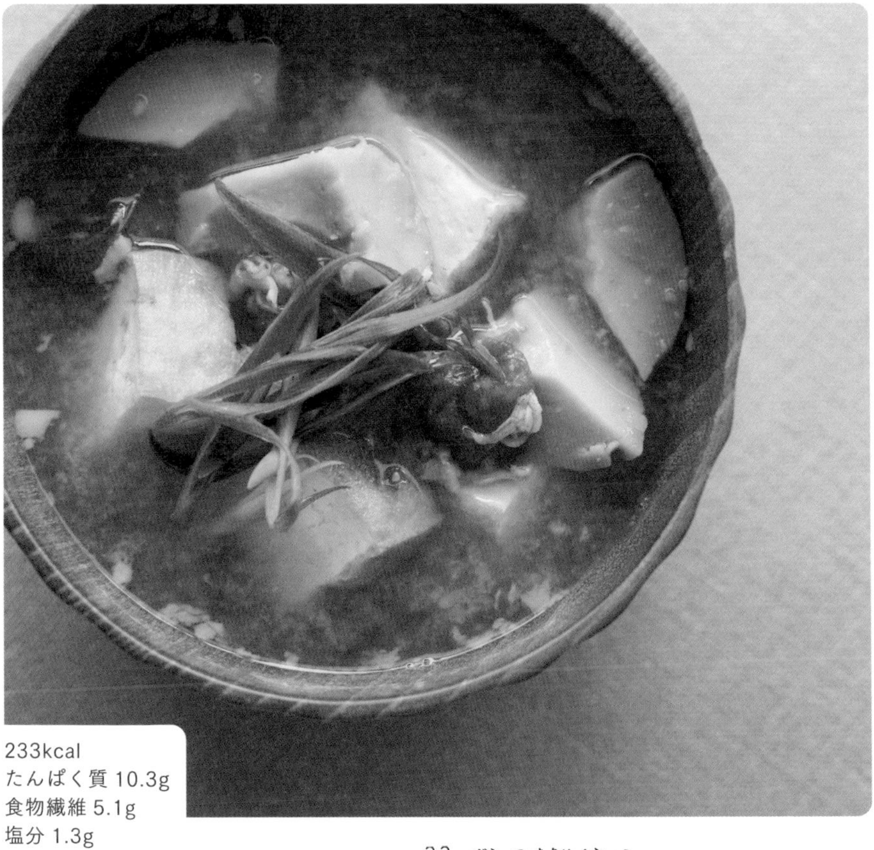

233kcal
たんぱく質 10.3g
食物繊維 5.1g
塩分 1.3g

桜えびとちりめんじゃこのうまみがきいています。
たんぱく質とカルシウム素材の組み合わせ。

油揚げ 桜えび 長ねぎ レタス しめじ

［材料］1人分

A
- ちりめんじゃこ…大さじ½
- 水…150㎖
- 肉厚の油揚げ（油抜きし、5㎜幅）…½枚（30g）
- 桜えび…大さじ½
- 長ねぎ（斜め薄切り）…小½本（40g）
- レタス（大きめの一口大）…1枚（30g）
- しめじ（ほぐす）…⅓パック（30g）

みそ…大さじ½
おろししょうが…小さじ½

1 耐熱容器にAを順に重ねて入れ、必ずふたをずらしてのせる。

2 電子レンジで3分ほど加熱する。

3 みそを加えて溶き、ふたをずらしてのせ、さらに30秒ほど加熱する。お椀によそい、おろししょうがを添える。

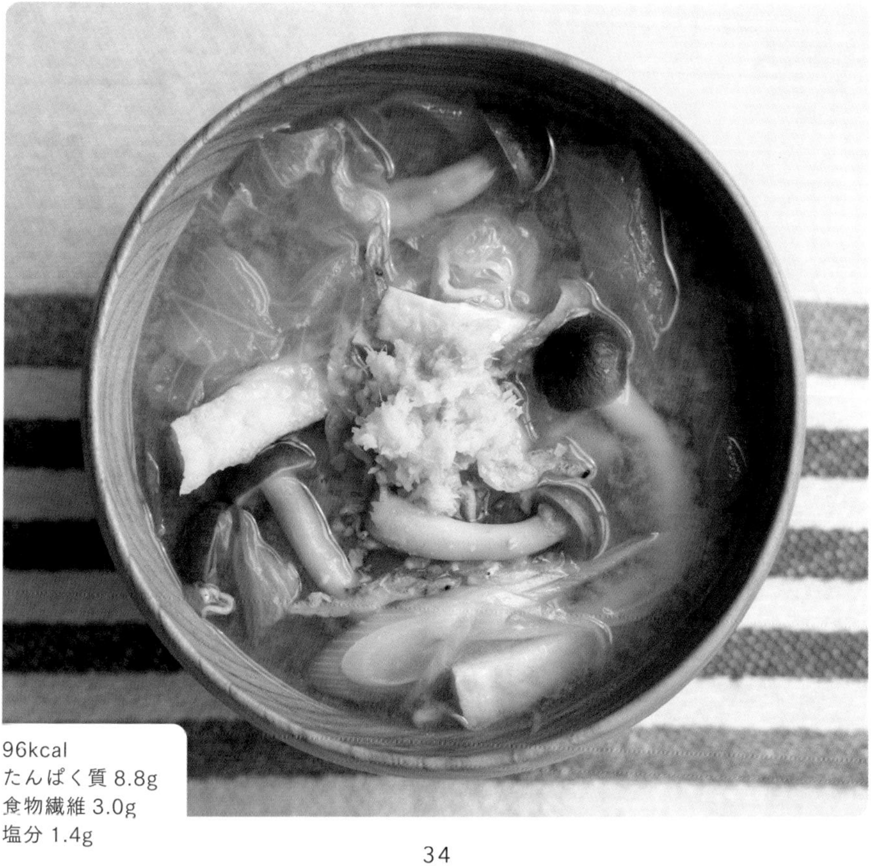

96kcal
たんぱく質 8.8g
食物繊維 3.0g
塩分 1.4g

高たんぱく、低脂肪の鶏ささ身はみそ汁にもおすすめ。
食物繊維とたんぱく質が豊富な枝豆を彩りに添えて。

鶏ささ身 トマト 枝豆 みょうが

〔**材料**〕1人分

A
- ちりめんじゃこ…大さじ½
- 水…150mℓ
- 鶏ささ身(斜め薄切り)…1本(50g)
- ゆで枝豆…30g(正味)
- トマト(ざく切り)…⅓個(50g)

みそ…大さじ½

みょうが(縦半分に切って薄切り)…1個

1 耐熱容器にAを順に重ねて入れ、必ずふたをずらしてのせる。

2 電子レンジで3分ほど加熱する。

3 みそを加えて溶き、ふたをずらしてのせ、さらに30秒ほど加熱する。お椀によそい、みょうがを添える。

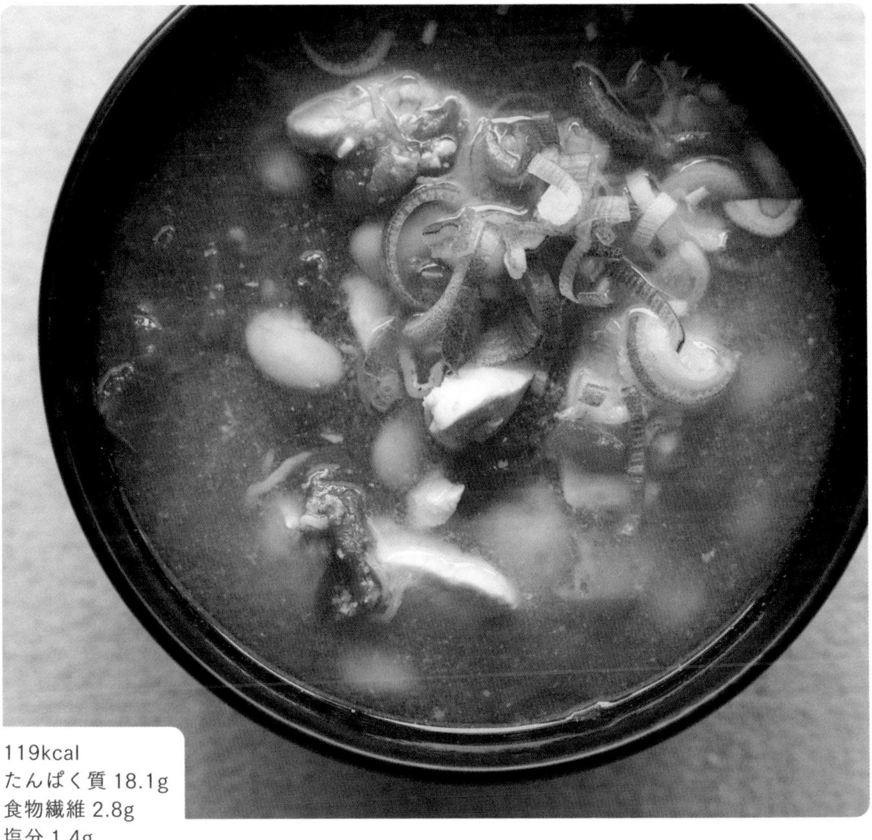

119kcal
たんぱく質 18.1g
食物繊維 2.8g
塩分 1.4g

ボイル帆立と白菜から出るうまみが格別。帆立には認知機能の改善に役立つと注目されているプラズマローゲンという成分が含まれています。

ボイル帆立 白菜 しめじ

昆布

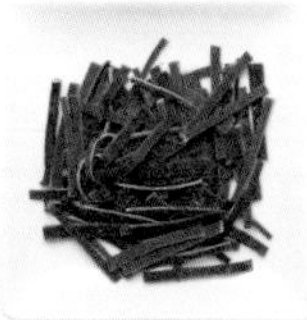

［**材料**］1人分

A［昆布（せん切り）… 12〜14本（1.5g）
　水 … 150mℓ
　ボイル帆立 … 小4個（40g）
　しめじ（ほぐす）… ⅓パック（30g）
　白菜（縦半分、1cm幅）… 1枚（70g）

みそ … 大さじ½

1 耐熱容器にAを順に（白菜は葉、茎の順に）重ねて入れ、必ずふたをずらしてのせる。

2 電子レンジで3分ほど加熱する。

3 みそを加えて溶き、ふたをずらしてのせ、さらに30秒ほど加熱する。お椀によそう。

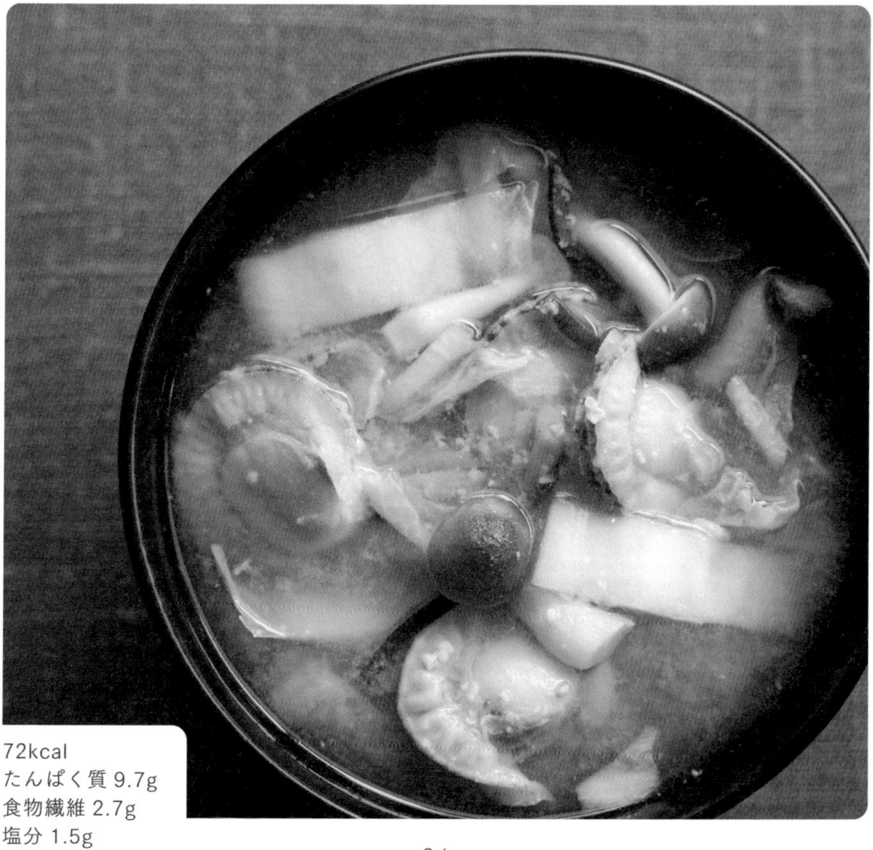

72kcal
たんぱく質 9.7g
食物繊維 2.7g
塩分 1.5g

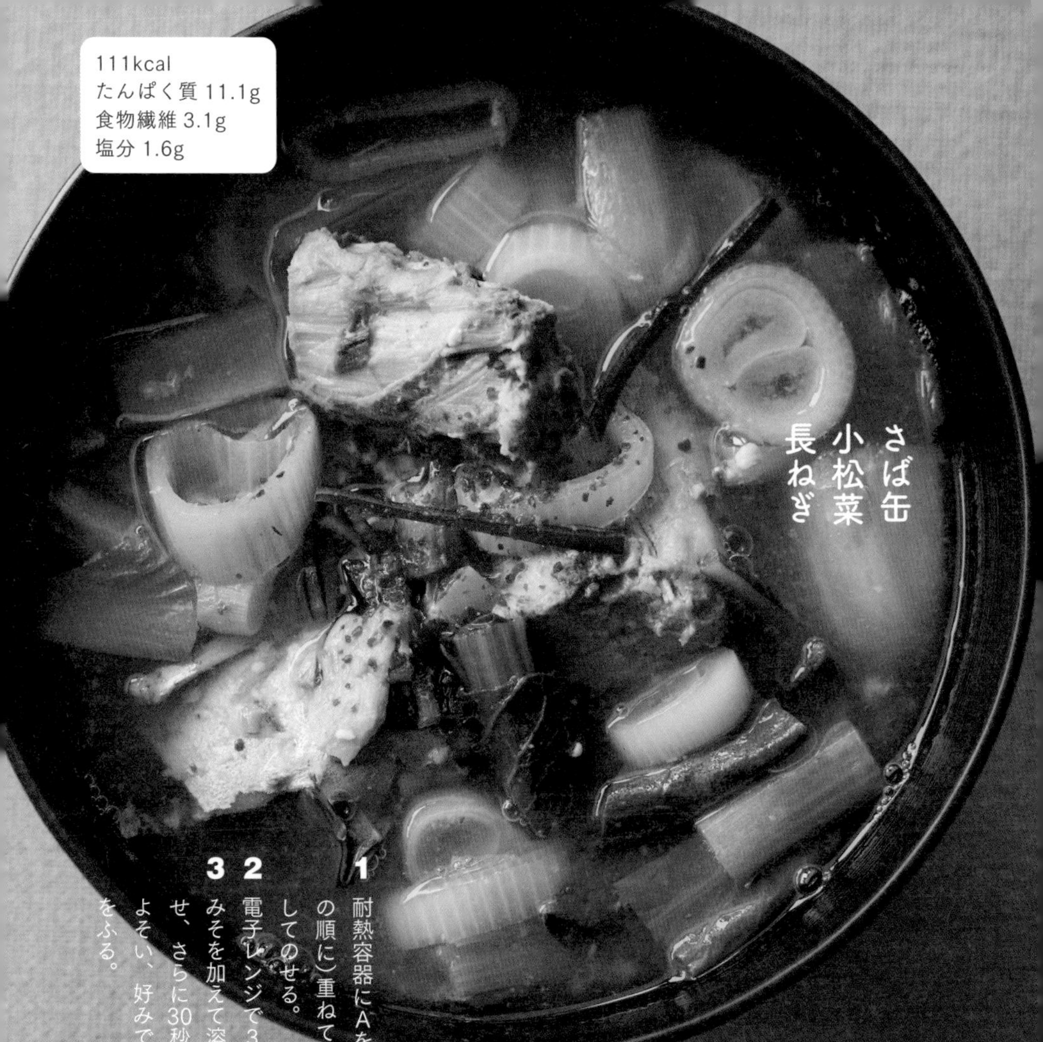

さば缶 小松菜 長ねぎ

111kcal
たんぱく質 11.1g
食物繊維 3.1g
塩分 1.6g

［**材料**］1人分

A
- 昆布（せん切り）…12〜14本（1.5g）
- 水…150mℓ
- さばの水煮（缶詰。ほぐす）…40g
- 長ねぎ（5㎜幅）…小½本（40g）
- 小松菜（2㎝長さ）…大1株（60g）

みそ…大さじ½

1 耐熱容器にAを順に（小松菜は葉、茎の順に）重ねて入れ、必ずふたをずらしてのせる。

2 電子レンジで3分ほど加熱する。

3 みそを加えて溶き、ふたをずらしてのせ、さらに30秒ほど加熱する。お椀によそい、好みで一味とうがらし（分量外）をふる。

さば缶はたんぱく質、脂質、カルシウムを含む食品です。さば缶と小松菜の組み合わせは、骨粗鬆症に有効です。

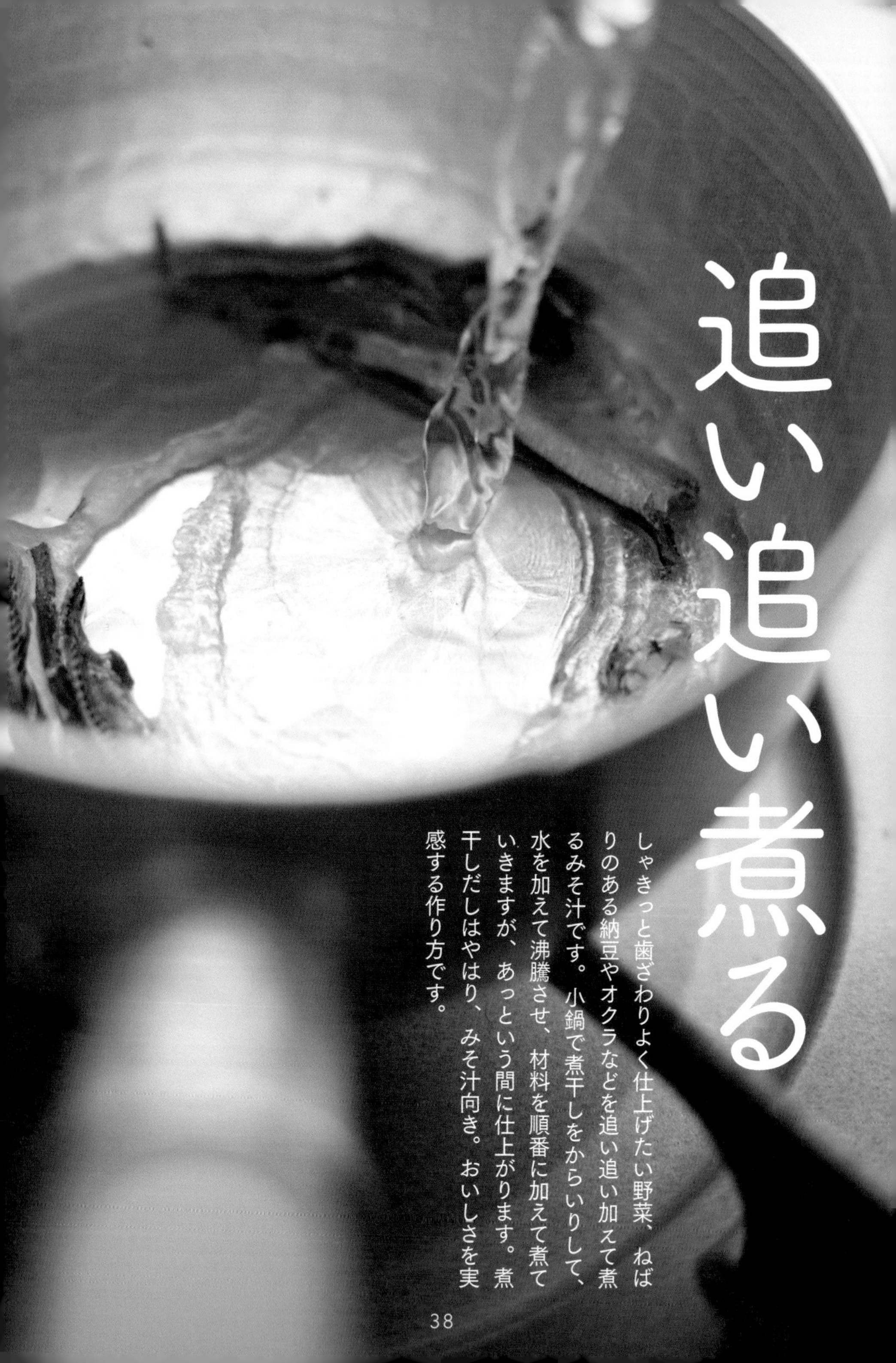

追い追い煮る

しゃきっと歯ざわりよく仕上げたい野菜、ねばりのある納豆やオクラなどを追い追い加えて煮るみそ汁です。小鍋で煮干しをからいりして、水を加えて沸騰させ、材料を順番に加えて煮ていきますが、あっという間に仕上がります。煮干しだしはやはり、みそ汁向き。おいしさを実感する作り方です。

［手順］

1

アルミの小鍋（口径15㎝）で作ります。えらとわたを取って裂いた煮干し3尾、水150㎖、みそ大さじ½が基本です。たんぱく質食材の納豆、小口切りの長ねぎと春菊の茎が材料。

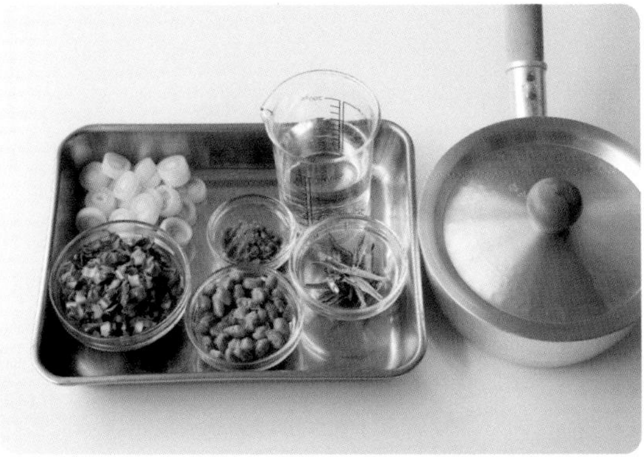

2

小鍋に煮干しを入れて弱火でさっといり、水を注ぎます（右ページ）。中火にしてすぐに長ねぎを加え、煮立ってきたら春菊を入れて、さっと煮ます。

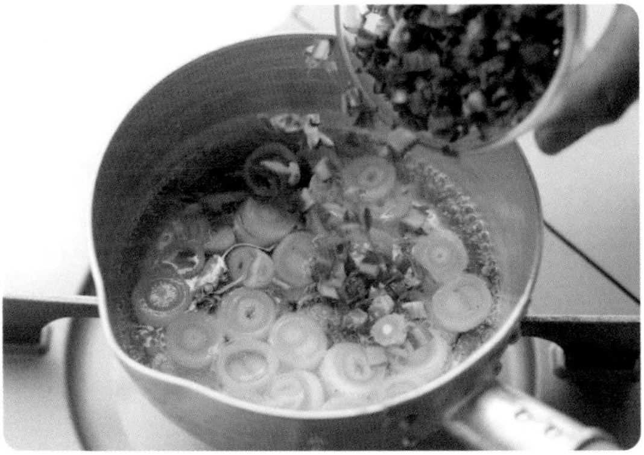

3

みそを溶いて、仕上げに納豆を加えたらでき上がり。煮えばなをお椀によそっていただきます。

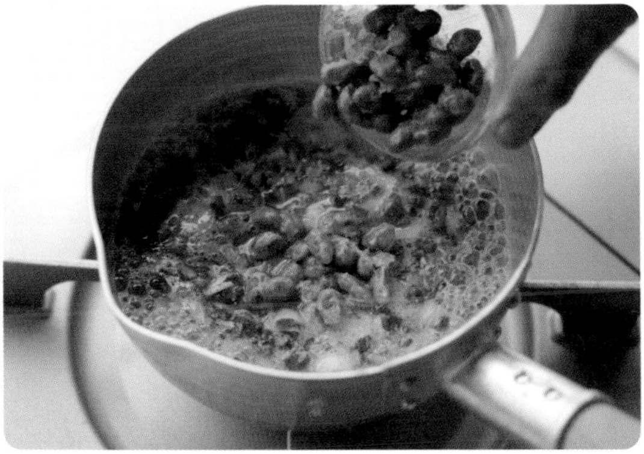

123kcal
たんぱく質 11.1g
食物繊維 5.4g
塩分 1.3g

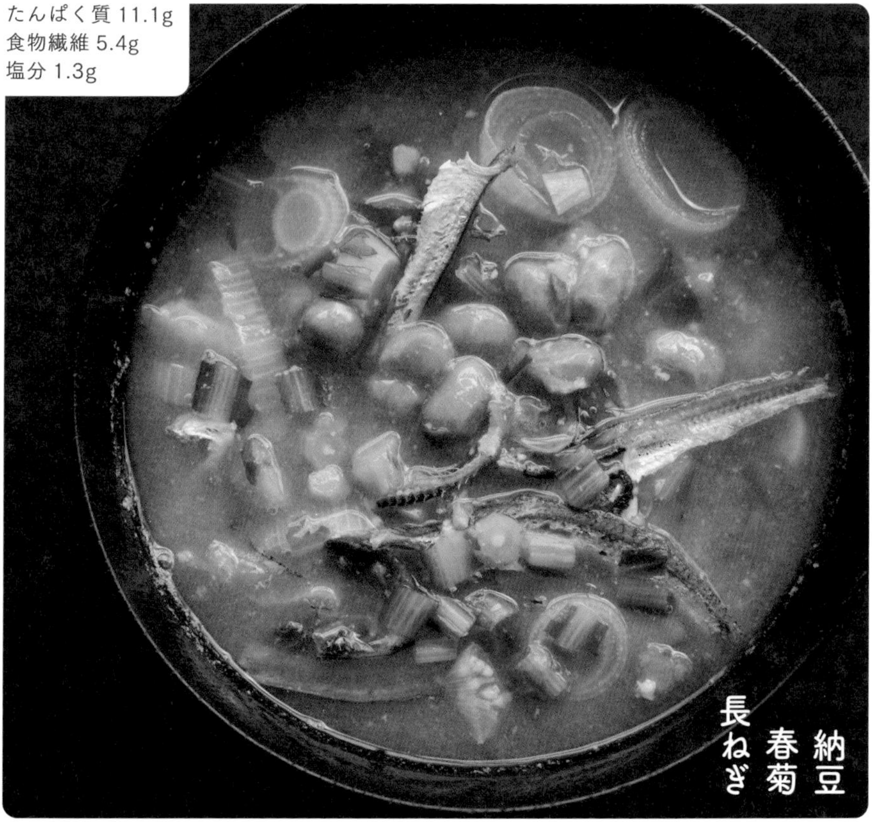

［**材料**］1人分
煮干し…3尾
A［水…150mℓ
　 長ねぎ（5mm幅）…小½本（40g）
春菊の茎（小口切り）…½本（40g）
みそ…大さじ½
納豆…1パック（40g）

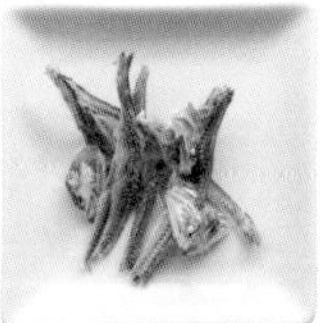
煮干し

1 煮干しはえらとわたを取り除き、裂く。小鍋に煮干しを入れて弱火でさっといり、Aを加えて中火にする。
2 煮立ったら春菊を加え、さっと煮る。
3 みそを溶いて納豆を加え、お椀によそう。

納豆と春菊は組み合わせのバランスがよく、好きでよく作ります。
納豆は冷凍してストックしています。

149kcal
たんぱく質 11.7g
食物繊維 4.9g
塩分 1.3g

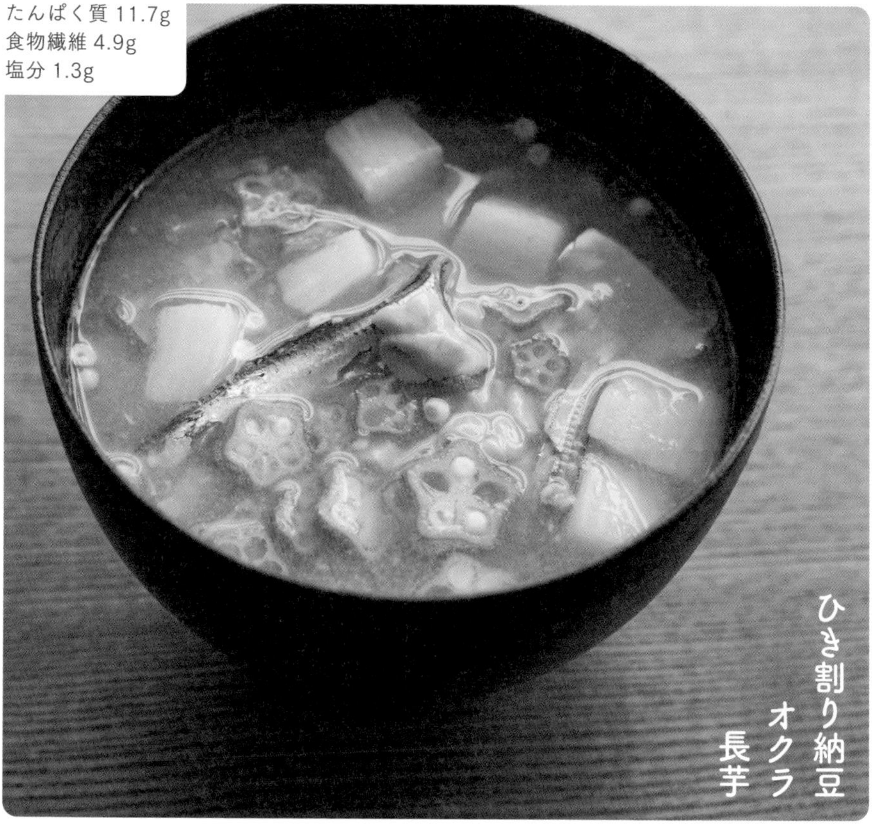

ひき割り納豆 オクラ 長芋

［**材料**］1人分
煮干し…3尾
A［水…150mℓ
　 長芋（1cm角）…3cm（60g）
みそ…大さじ½
オクラ（小口切り）…3本（30g）
ひき割り納豆…1パック（40g）
溶きがらし…少々

1 煮干しはえらとわたを取り除き、裂く。小鍋に煮干しを入れて弱火でさっといり、Aを加えて中火にする。

2 煮立ったらみそを溶き、オクラを加えてさっと煮る。

3 納豆を加えてお椀によそい、からしを添える。

ひき割り納豆と、オクラのねばねば成分（多糖類）が、
胃腸にやさしい組み合わせ。

93kcal
たんぱく質 9.4g
食物繊維 2.7g
塩分 1.2g

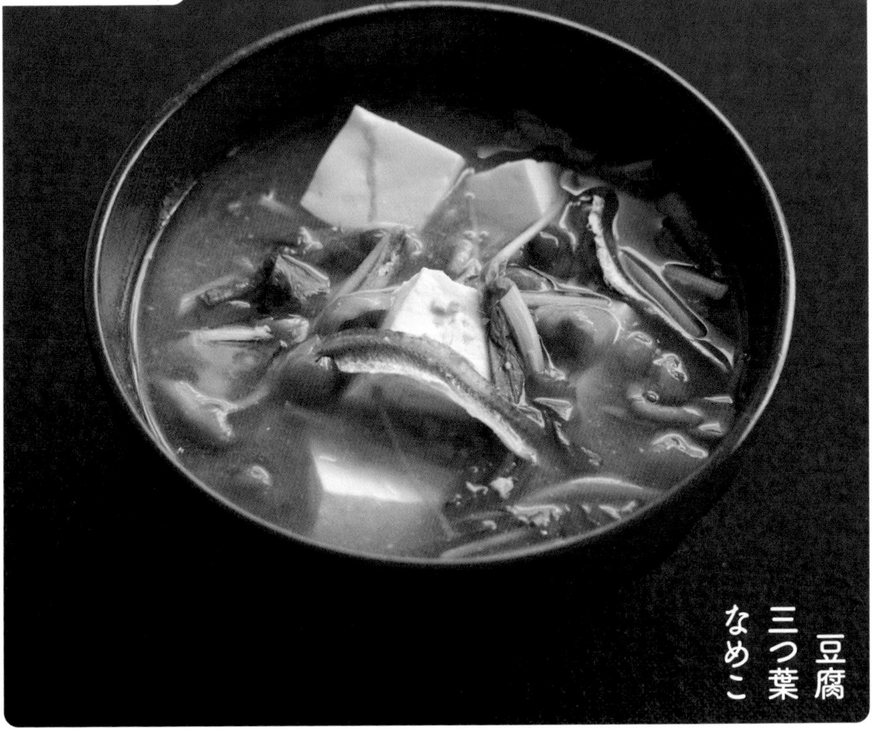

豆腐 三つ葉 なめこ

［**材料**］1人分
煮干し…3尾
水…150㎖
みそ…大さじ½
なめこ（軽く洗い、水気をきる）…½袋（50g）
木綿豆腐（角切り）…¼丁（80g）
三つ葉（2㎝長さ）…20g

1 煮干しはえらとわたを取り除き、裂く。小鍋に煮干しを入れて弱火でさっといり、水を加えて中火にする。

2 煮立ったらみそを溶き、なめこを加えてさっと煮、豆腐を加える。

3 再び煮立ったら三つ葉を加え、お椀によそう。

なめこは、みそを溶いてから加えます。
順番を逆にするとみそが溶きにくくなります。

豆腐 麩 小松菜 めかぶ

98kcal
たんぱく質 10.0g
食物繊維 3.0g
塩分 1.3g

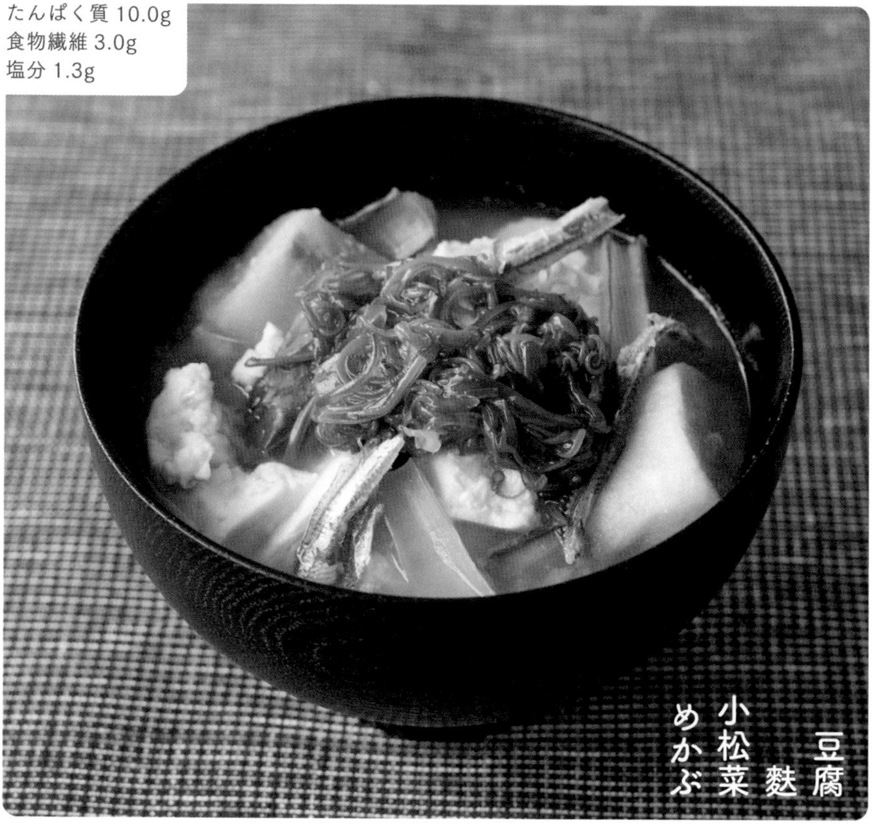

［**材料**］1人分
煮干し…3尾
水…150㎖
小松菜(4㎝長さ)…1〜2株(50g)
みそ…大さじ½
A［木綿豆腐(ちぎる)…¼丁(80g)
　 麩…2個
めかぶ…20g

1 煮干しはえらとわたを取り除き、裂く。小鍋に煮干しを入れて弱火でさっといり、水を加えて中火にする。

2 煮立ったら小松菜を加え、ふたをして弱火でさっと煮る。

3 みそを溶き、Aを加える。再び煮立ったらお椀によそい、めかぶを加える。

豆腐と小松菜でカルシウムをとり、
小松菜とめかぶで食物繊維をとります。

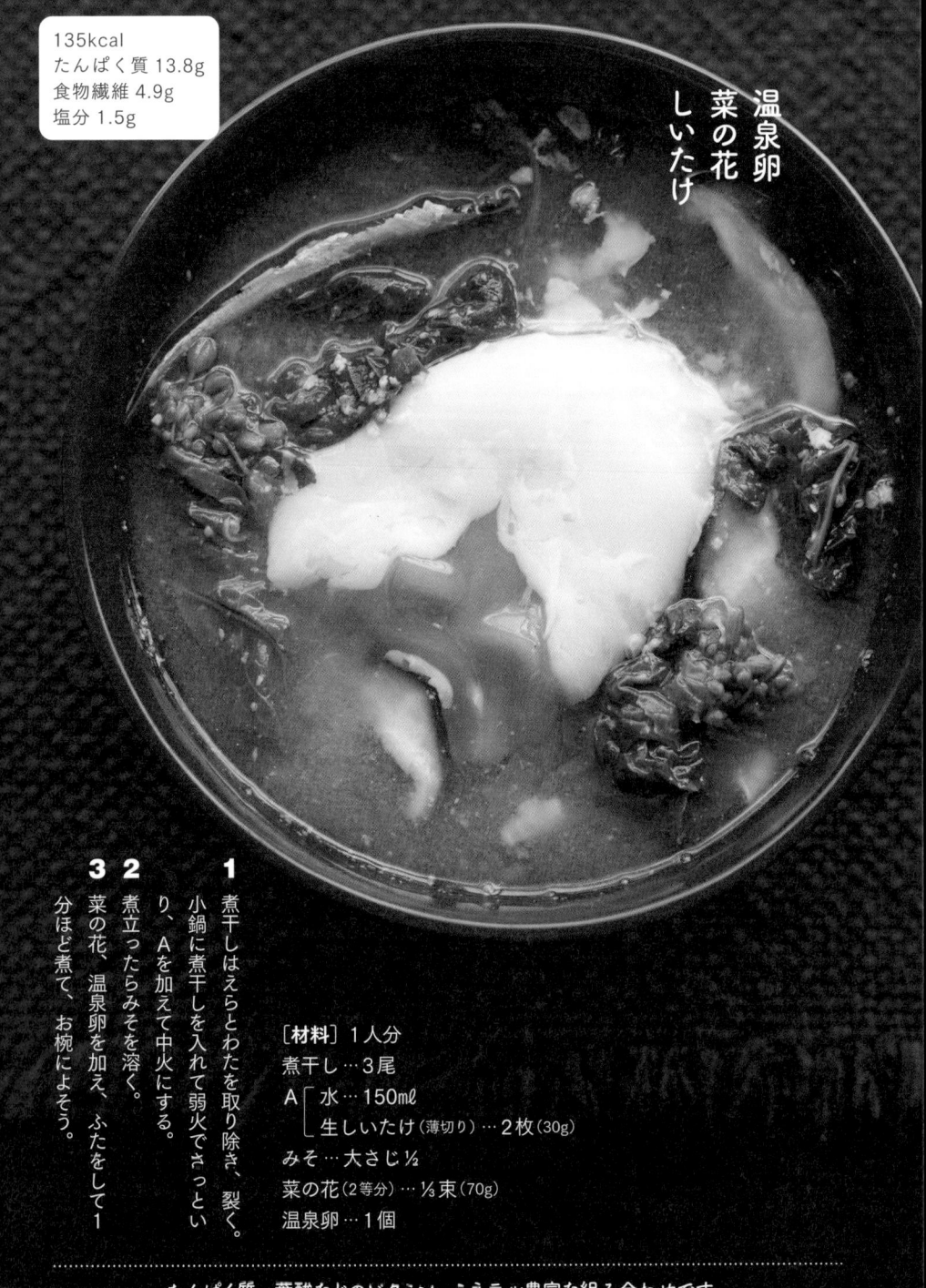

温泉卵 菜の花 しいたけ

135kcal
たんぱく質 13.8g
食物繊維 4.9g
塩分 1.5g

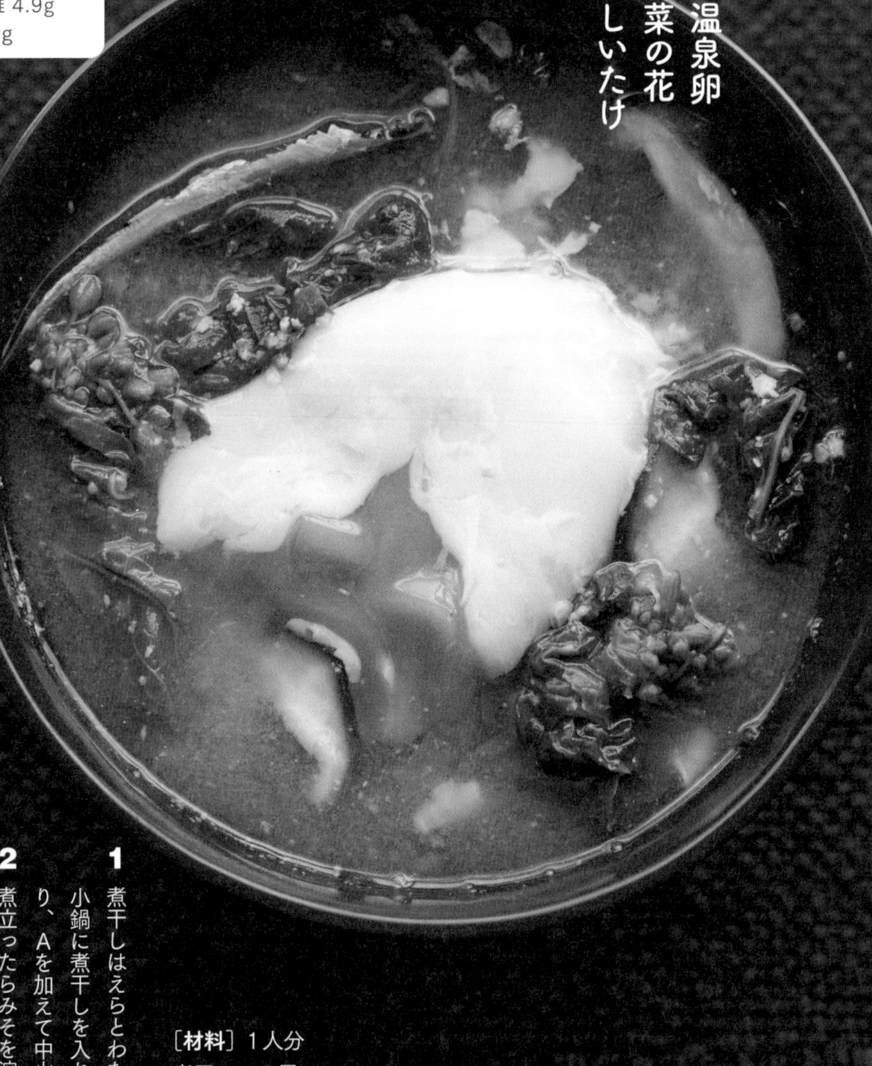

［**材料**］1人分

- 煮干し…3尾
- A［水…150ml
  生しいたけ（薄切り）…2枚（30g）
- みそ…大さじ½
- 菜の花（2等分）…⅓束（70g）
- 温泉卵…1個

1 煮干しはえらとわたを取り除き、裂く。小鍋に煮干しを入れて弱火でさっといり、Aを加えて中火にする。

2 煮立ったらみそを溶く。

3 菜の花、温泉卵を加え、ふたをして1分ほど煮て、お椀によそう。

たんぱく質、葉酸などのビタミン、ミネラル豊富な組み合わせです。
生卵を使うときは、2～3分煮ます。

118kcal
たんぱく質 10.6g
食物繊維 2.6g
塩分 1.5g

卵 レタス 長ねぎ えのきだけ

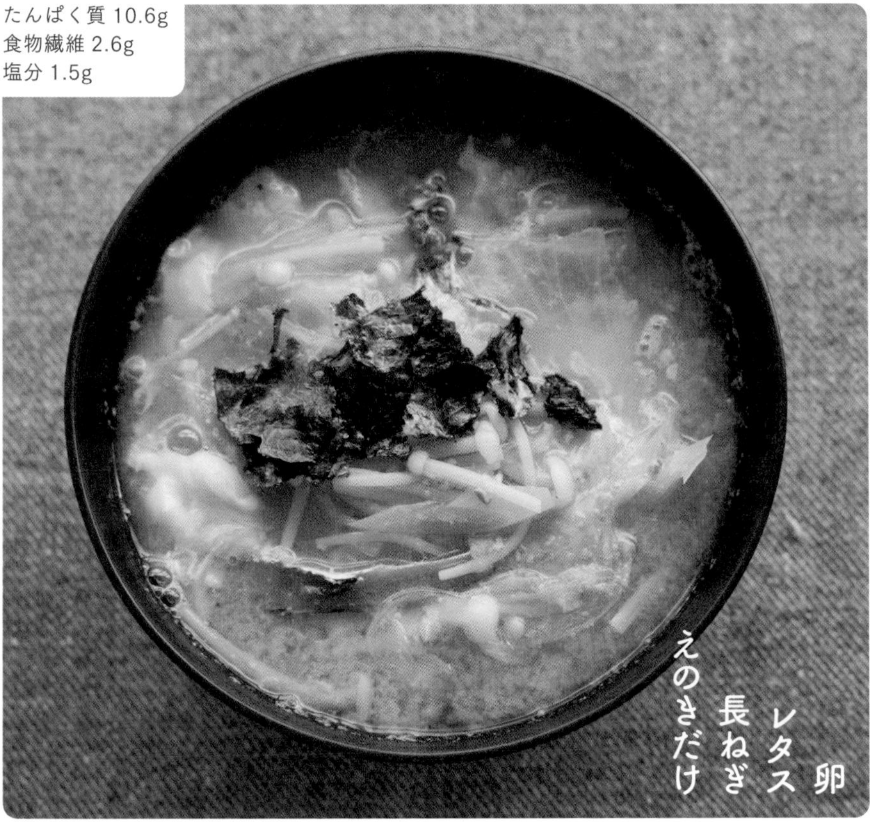

［**材料**］1人分

煮干し…3尾

A［水…170㎖
　長ねぎ（斜め切り）…⅕本（20g）
　えのきだけ（2等分）…⅙袋（30g）

みそ…大さじ½

レタス（一口大）…1枚（30g）

とき卵…小1個分

もみのり…少々

1 煮干しはえらとわたを取り除き、裂く。小鍋に煮干しを入れて弱火でさっといり、Aを加えて中火にする。

2 煮立ったらみそを溶き、レタスを加える。

3 再び煮立ったらとき卵を流し入れてさっと煮、お椀によそってのりをふる。

とき卵をふっくらと煮るために、
水の分量を少し増やしてとじやすくします。

豚ロース肉 絹さや 新玉ねぎ

162kcal
たんぱく質 12.5g
食物繊維 2.5g
塩分 1.3g

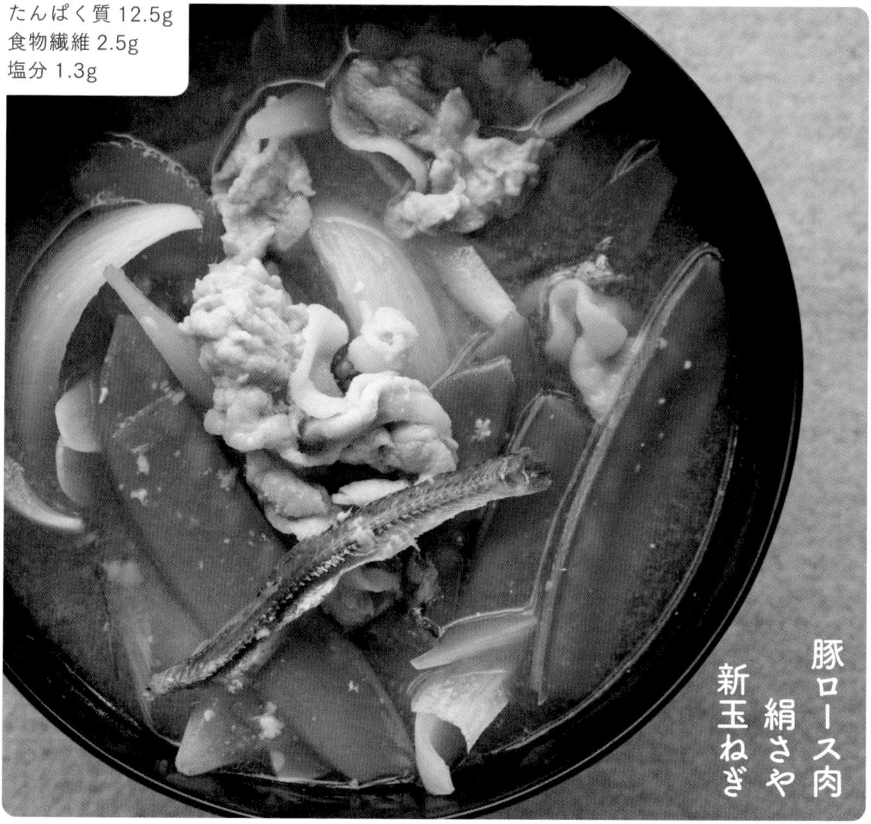

［**材料**］1人分

煮干し…3尾

A［水…150mℓ
　 新玉ねぎ（くし形）…小½個（80g）

絹さや（へたと筋を取る）…10枚（30g）

豚ロース肉しゃぶしゃぶ用
（2等分）…4枚（40g）

みそ…大さじ½

1 煮干しはえらとわたを取り除き、裂く。小鍋に煮干しを入れて弱火でさっといり、Aを加えて中火にする。

2 煮立ったら絹さやを加え、ふたをしてさっと煮る。

3 みそを溶いて豚肉を加え、さっと煮て、お椀によそう。

春から初夏にかけておすすめの組み合わせ。
玉ねぎはオリゴ糖を含み、腸の働きを助けます。

豚ロース肉 モロヘイヤ なす 大和芋

214kcal
たんぱく質 13.6g
食物繊維 3.9g
塩分 1.3g

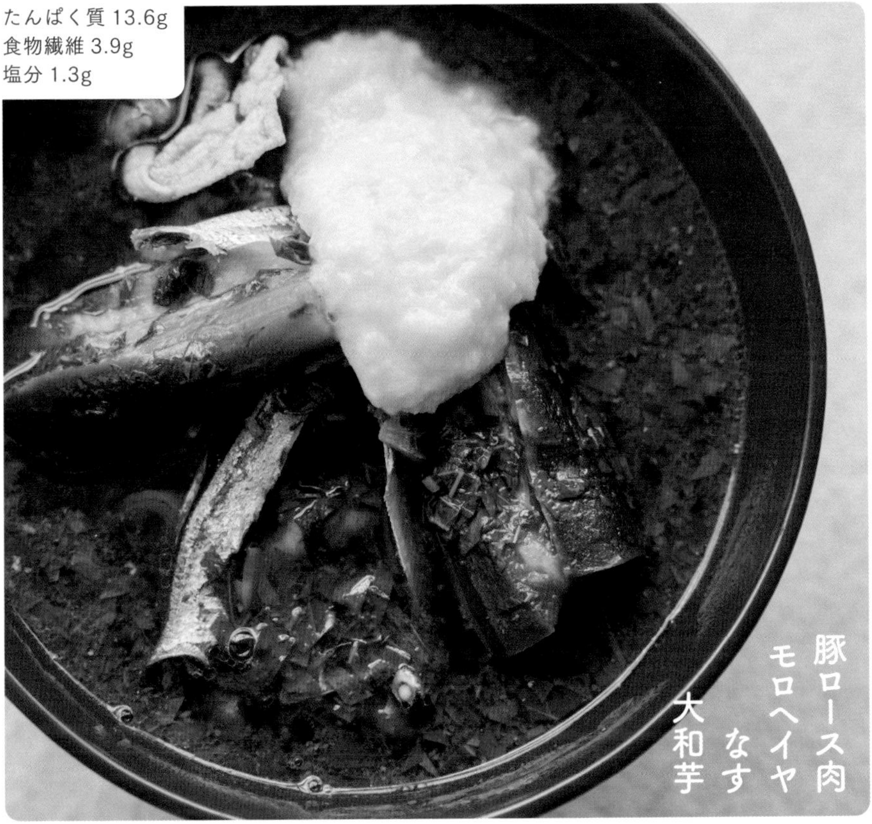

［**材料**］1人分

なす…1本(80g)
煮干し…3尾
A［オリーブ油…小さじ1
　モロヘイヤの葉(みじん切り)…2本(20g)
　おろしにんにく…少々
B［水…150mℓ
　赤だしみそ…大さじ½
　みりん…小さじ½
豚ロース肉しゃぶしゃぶ用(2等分)…4枚(40g)
大和芋(すりおろす)…20g

1 なすはへたを切り落としてラップで包み、電子レンジで1分30秒加熱する。ラップの上から水をかけて、ラップを取って手で裂く。

2 煮干しはえらとわたを取り除き、裂く。小鍋に煮干しを入れて弱火でさっといり、Aを加えて炒める。

3 Bを加えて中火で煮立てみそを溶く。なすと豚肉を加えてさっと煮、お椀によそって大和芋をかける。

夏の疲労回復効果が期待できる組み合わせ。
なすの色素には抗酸化作用があります。

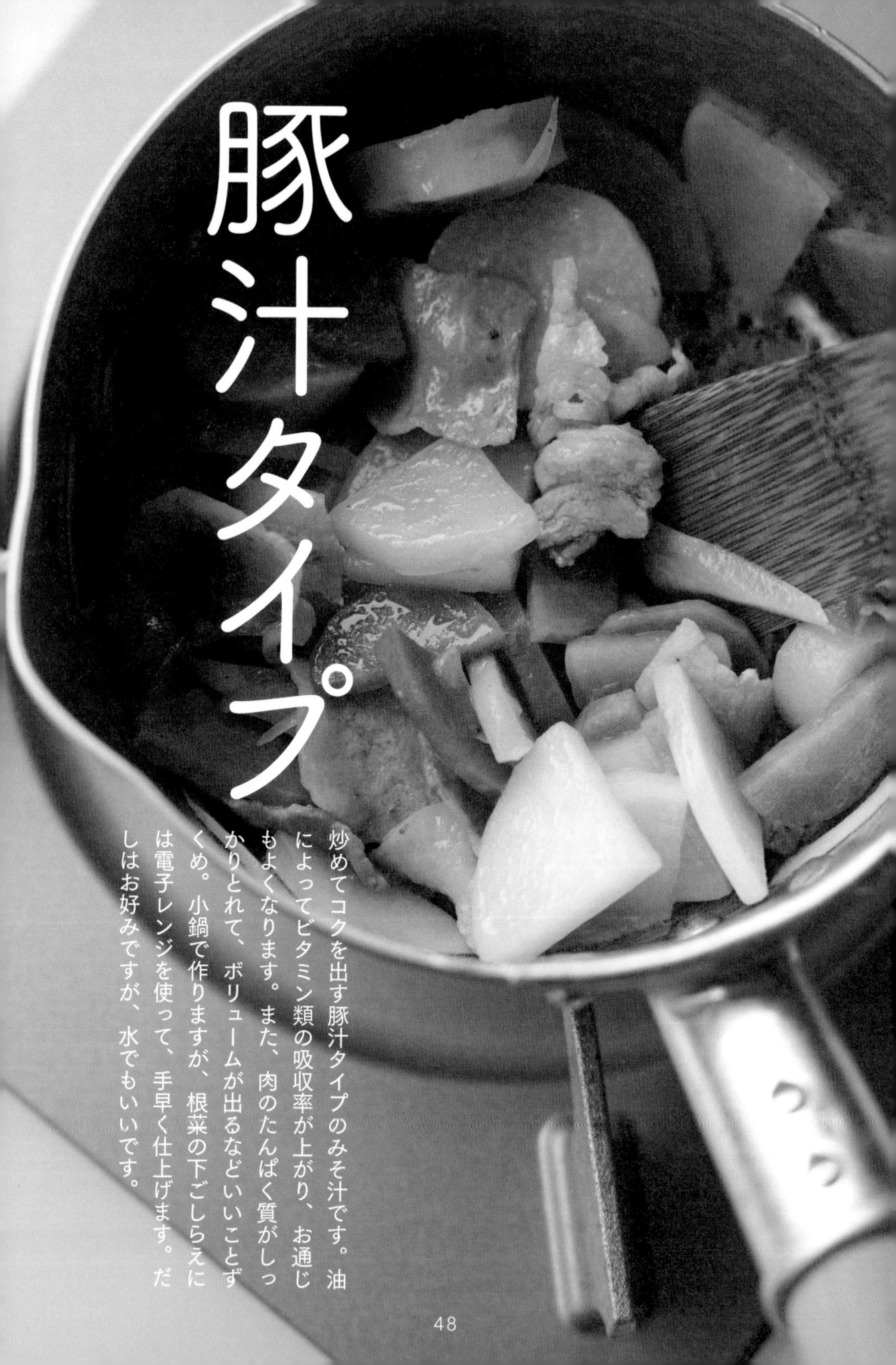

豚汁タイプ

炒めてコクを出す豚汁タイプのみそ汁です。油によってビタミン類の吸収率が上がり、お通じもよくなります。また、肉のたんぱく質がしっかりとれて、ボリュームが出るなどいいことずくめ。小鍋で作りますが、根菜の下ごしらえには電子レンジを使って、手早く仕上げます。だしはお好みですが、水でもいいです。

［手順］

1

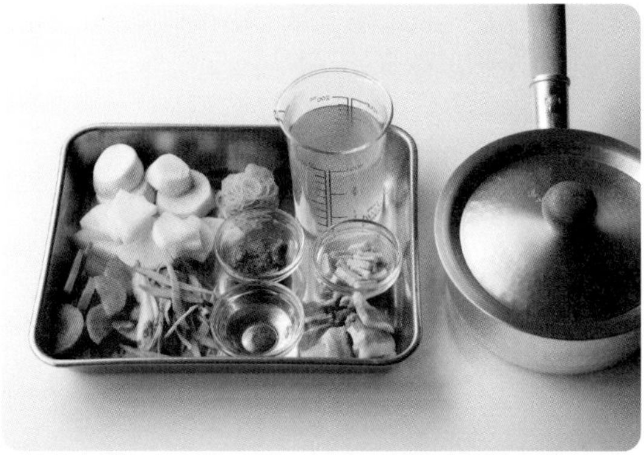

アルミの小鍋（口径15㎝）で作ります。だし汁180㎖、みそ小さじ2、サラダ油小さじ1が基本です。豚バラ肉を適量、里芋、大根、にんじん、ごぼうは合計150gとたっぷり。高野豆腐でたんぱく質を補い、長ねぎの小口切りで風味を添えます。

2

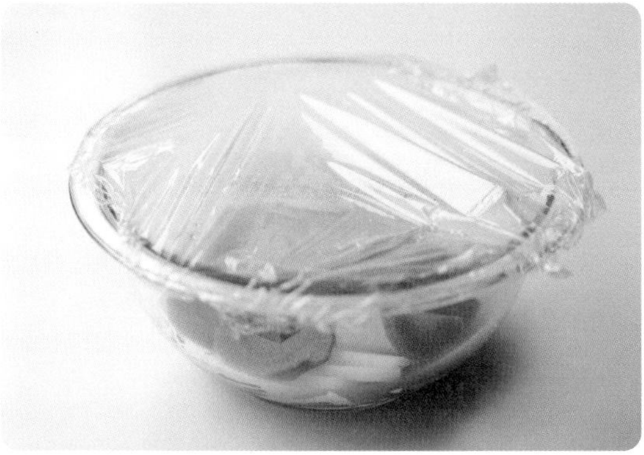

耐熱ボウルに切った根菜類を入れて電子レンジにかけ、小鍋にサラダ油と豚バラ肉を入れて火にかけます。豚肉の色が変わったら、加熱した根菜類を加えて炒め合わせます（右ページ）。

3

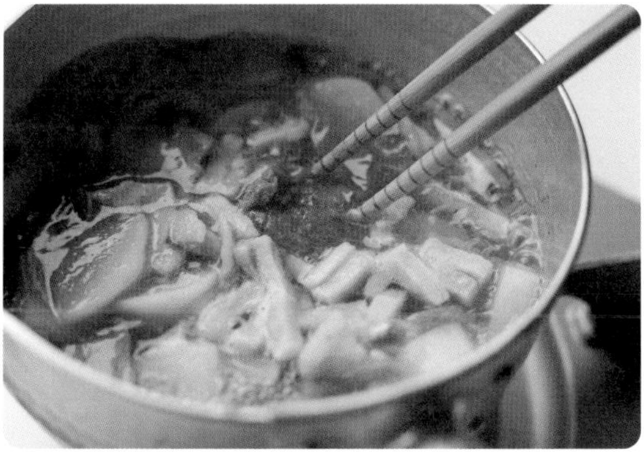

だし汁を加え、煮立ってきたら、高野豆腐を加えてみそを溶き、ふたをして弱火で1分ほど煮たらでき上がり。

根菜と里芋が合わせて150gも入ります。レンジで加熱するときは、
かたい里芋を下に入れるのがこつです。

豚バラ肉 高野豆腐 にんじん ごぼう 長ねぎ 里芋

［**材料**］1人分

A
- 里芋（1cm厚さ）…1個（50g）
- 大根（薄いいちょう切り）…1cm（50g）
- にんじん（薄い半月切り）…3cm（30g）
- ごぼう（ささがき）…6〜7cm（20g）

B
- サラダ油…小さじ1
- 豚バラ薄切り肉（2cm幅）…2枚（40g）

カット高野豆腐…大さじ1（3g）
だし汁…180mℓ
みそ…小さじ2
長ねぎ（小口切り）…2cm

合わせだし 59ページ参照

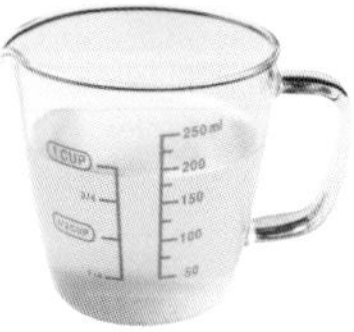

1 耐熱ボウルにAを順に重ねて入れ、ラップをふんわりとかぶせて電子レンジで3分ほど加熱する。

2 鍋にBを入れて中火で炒める。豚肉の色が変わったら**1**を加えて炒め合わせる。

3 だし汁を加え、煮立ったらあくを取り除く。高野豆腐を加え、みそを溶き入れる。ふたをして弱火で1分ほど煮る。お椀によそい、長ねぎを添える。好みで七味とうがらし（分量外）をふる。

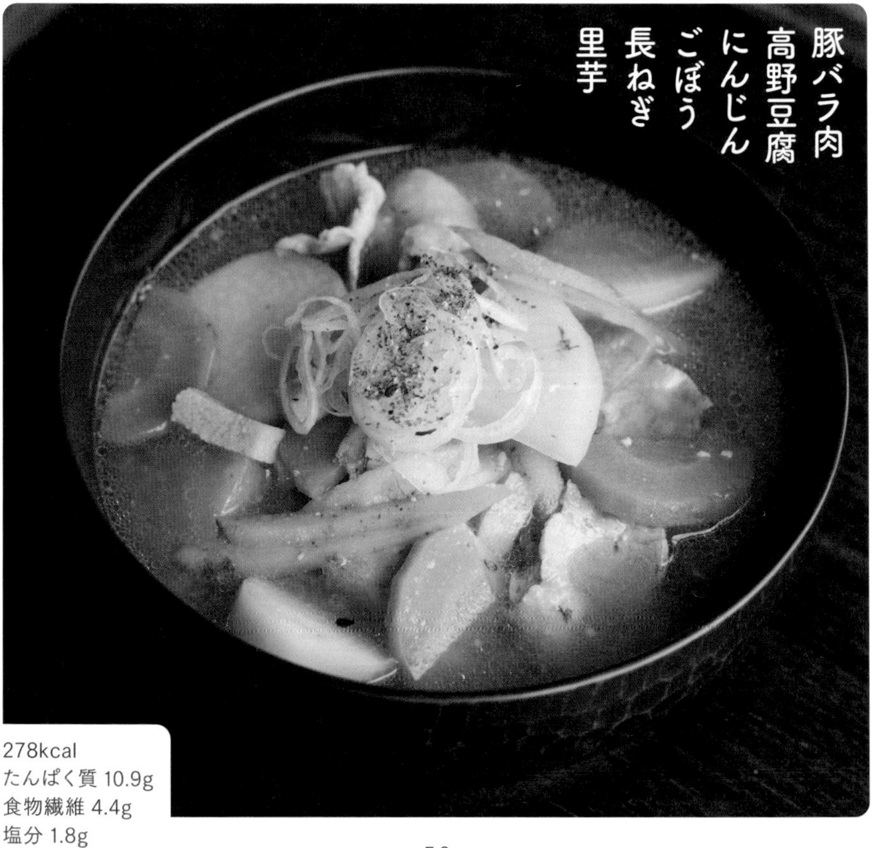

278kcal
たんぱく質 10.9g
食物繊維 4.4g
塩分 1.8g

アスパラガスのビタミンCはコラーゲンの合成をサポートし、
丈夫な血管や筋肉を作ります。アスパラギン酸は疲労回復に効果があります。

［**材料**］1人分

じゃがいも（4等分）…小1個（100g）

A
- サラダ油…小さじ1
- 玉ねぎ（薄切り）…⅛個（25g）
- 豚こま切れ肉（赤身。酒をふる）…40g

だし汁…180mℓ

グリーンアスパラガス（斜め薄切り）…2本（40g）

みそ…小さじ2

1 耐熱ボウルにじゃがいもを入れ、水少々（分量外）をふる。ラップをふんわりとかぶせ、電子レンジで2分ほど加熱する。

2 鍋にAを順に入れて中火で炒める。豚肉の色が変わったら**1**、だし汁を加える。煮立ったらあくを取り除く。

3 アスパラガスを加え、みそを溶き入れる。ふたをして弱火で1分ほど煮る。

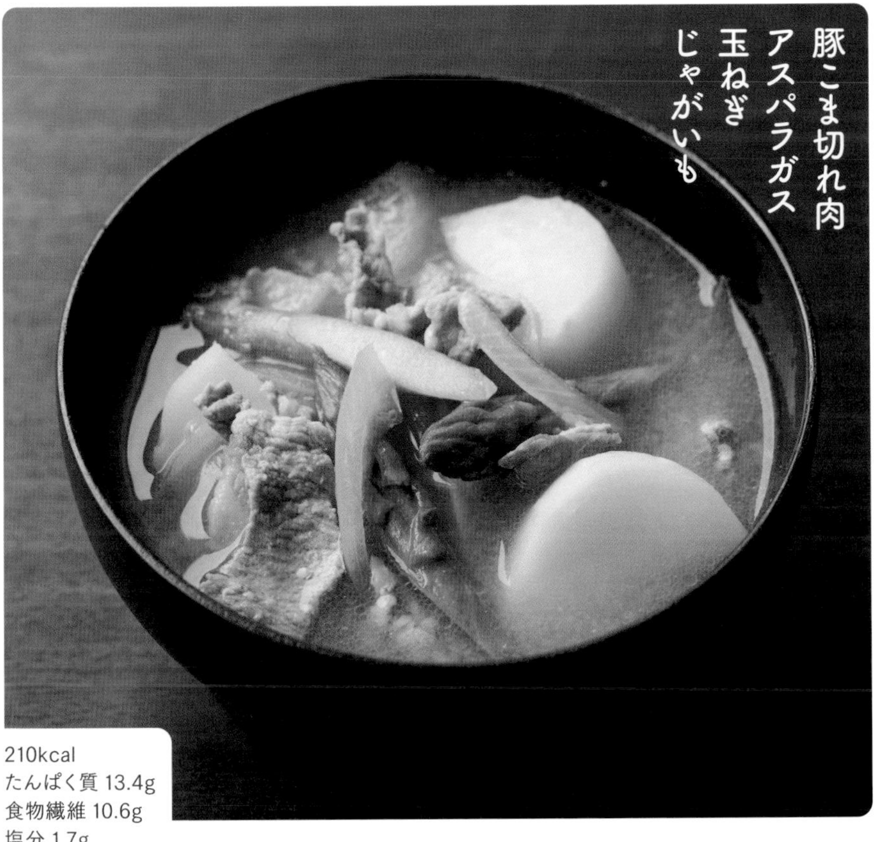
豚こま切れ肉
アスパラガス
玉ねぎ
じゃがいも

210kcal
たんぱく質 13.4g
食物繊維 10.6g
塩分 1.7g

蓮根には胃粘膜を保護する役割があってビタミンCも豊富。
また腸活におすすめのねばねば成分もたっぷりです。

豚ひき肉 青梗菜 蓮根

［**材料**］1人分

A ごま油…小さじ1
　豚ひき肉（赤身）…40g
　おろししょうが…⅓かけ
　おろしにんにく…少々
　豆板醤…少々

蓮根（いちょう切り）…小⅓節（50g）
だし汁…180mℓ
白練りごま…小さじ1
青梗菜（軸は四つ割り、4cm長さ）…大½株（75g）
みそ…小さじ2

1 鍋にAを順に入れて中火で炒め、色が変わったら、蓮根を加えて炒め合わせる。

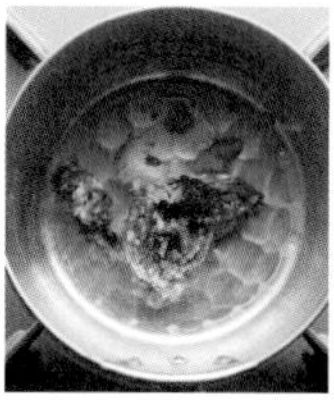

2 だし汁を加え、煮立ったらあくを取り除く。練りごまを加えて溶かし、青梗菜の軸、葉を加えてみそを溶き入れる。ふたをして弱火で1分ほど煮る。

3 青梗菜の上下を返し、お椀によそう。

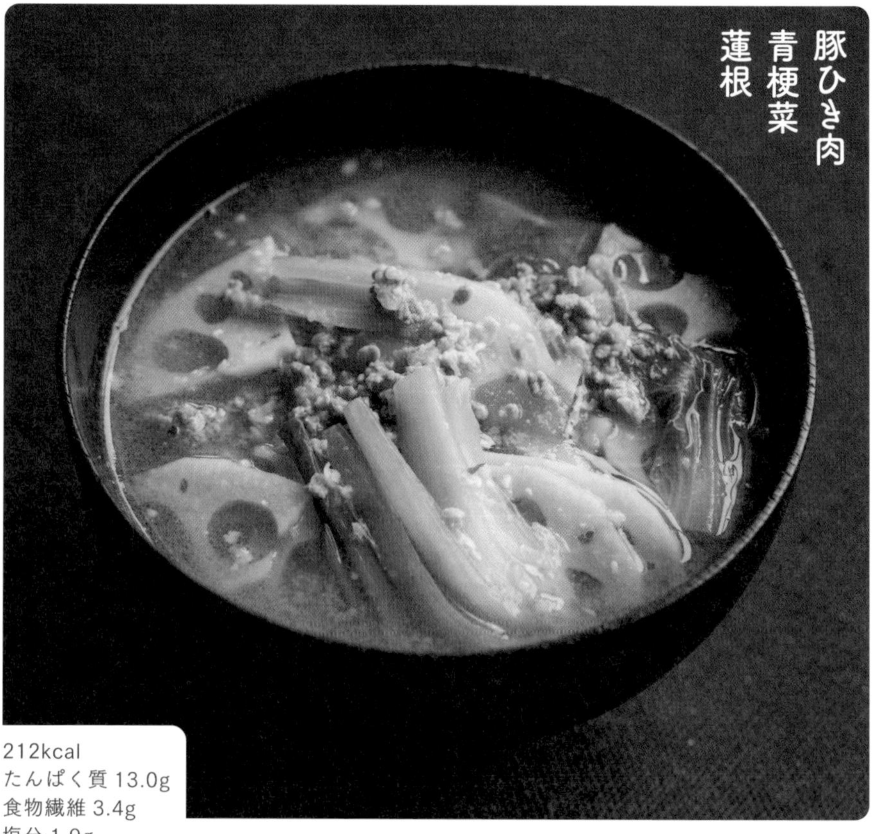

212kcal
たんぱく質 13.0g
食物繊維 3.4g
塩分 1.9g

豚ひき肉 豆腐 オクラ なす

なすには抗酸化作用があり、オクラのねばねばには胃粘膜を保護し、たんぱく質の吸収をアップする働きがあります。

［材料］1人分
なす（へたを落とす）… 1本（80g）
A［オリーブ油 … 小さじ1
　 豚ひき肉（赤身）… 30g
　 おろししょうが … ½かけ
だし汁 … 180mℓ
木綿豆腐（角切り）… ⅓丁（50g）
みそ … 小さじ2
オクラ（小口切り）… 1本（10g）

1 耐熱皿にラップで包んだなすをのせ、電子レンジで1分30秒ほど加熱する。ラップの上から水をかけ、ラップを取って1cm幅に切る。

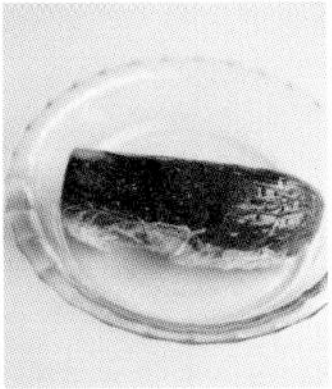

2 鍋にAを順に入れて中火で炒め、豚肉の色が変わったら、だし汁を加えて煮立てる。あくを取り除き、豆腐、**1**を加えてみそを溶き入れる。ふたをして弱火で1分ほど煮る。

3 お椀によそい、オクラをのせる。好みで粉ざんしょう（分量外）をふる。

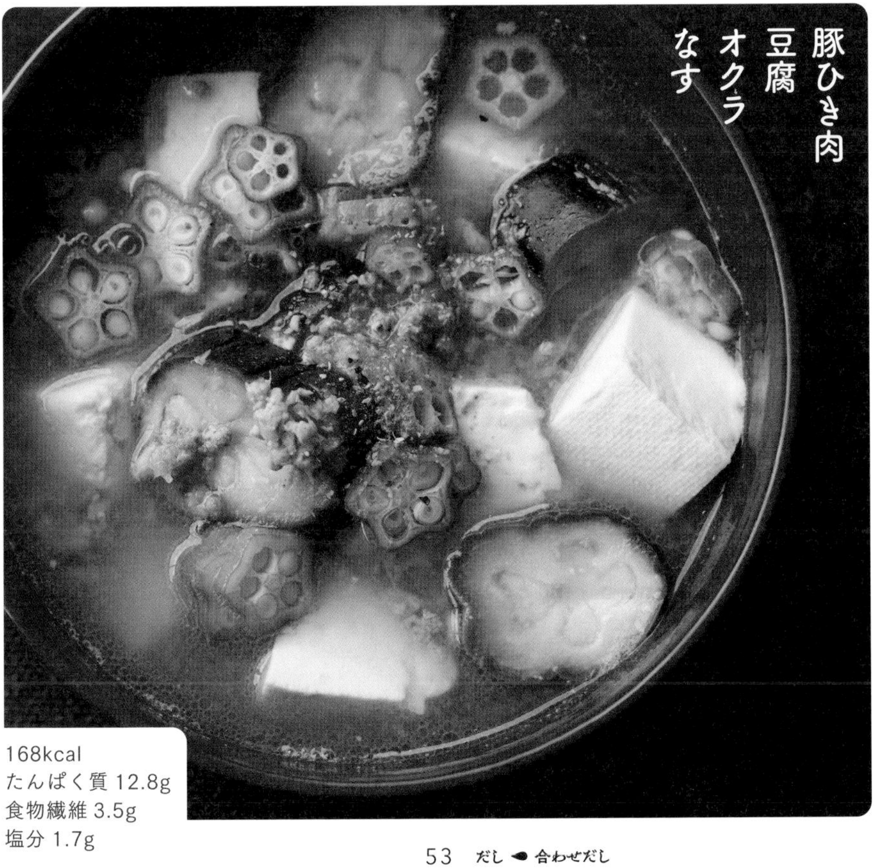

168kcal
たんぱく質 12.8g
食物繊維 3.5g
塩分 1.7g

ひき肉としょうがを菜箸でよく混ぜると、つまむだけで肉だんごのようになります。
しめじの代わりに他のきのこでもOK。

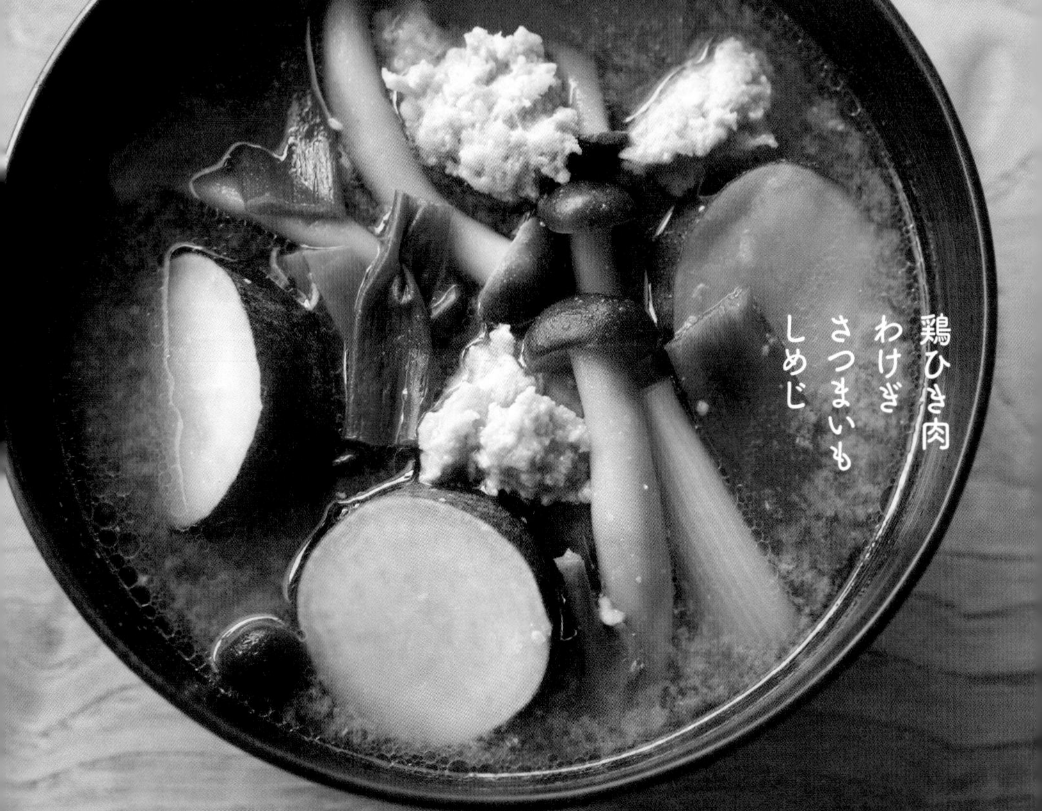

鶏ひき肉 わけぎ さつまいも しめじ

［材料］1人分
さつまいも（1cm厚さの輪切り）…小½本（50g）
A［サラダ油…小さじ½
　しめじ（ほぐす）…小⅓パック（30g）
だし汁…180mℓ
わけぎ（4cm長さ）…1本（50g）
みそ…小さじ2
鶏ひき肉…50g
おろししょうが…少々

1 耐熱皿にさつまいもをのせ、ラップをふんわりとかぶせて電子レンジで1分ほど加熱する。

2 鍋にAを順に入れて中火で炒め、香りが立ったらだし汁を加えて煮立てる。あくを取り除き、わけぎを加えてみそを溶き入れる。

3 さつまいもを加え、おろししょうがをよく混ぜたひき肉を箸でつまんで入れ、ふたをして弱火で2分ほど煮る。ひき肉に火が通ったらお椀によそう。

215kcal
たんぱく質 12.9g
食物繊維 4.3g
塩分 1.8g

鶏もも肉 にんじん ごぼう こんにゃく

筑前煮風の材料で作ります。食物繊維が豊富な蓮根には、
不要なものを排泄する働きも。

［**材料**］1人分

A ｛サラダ油…小さじ1
　 ごぼう（ささがき）…10cm（30g）

B ｛鶏もも肉（薄切り）…50g
　 こんにゃく（一口大。ゆでる）…⅕枚（80g）
　 にんじん（ささがき）…小⅕本（20g）

だし汁…180mℓ

みそ…小さじ2

万能ねぎ（小口切り）…少々

1 鍋にAを順に入れて中火で炒める。全体に油が回ったらBを順に加えて炒め合わせる。

2 鶏肉の色が変わったらだし汁を加えて煮立てる。あくを取り除き、みそを溶き入れる。ふたをして弱火で2分ほど煮る。

3 鶏肉に火が通ったらお椀によそい、万能ねぎを散らす。

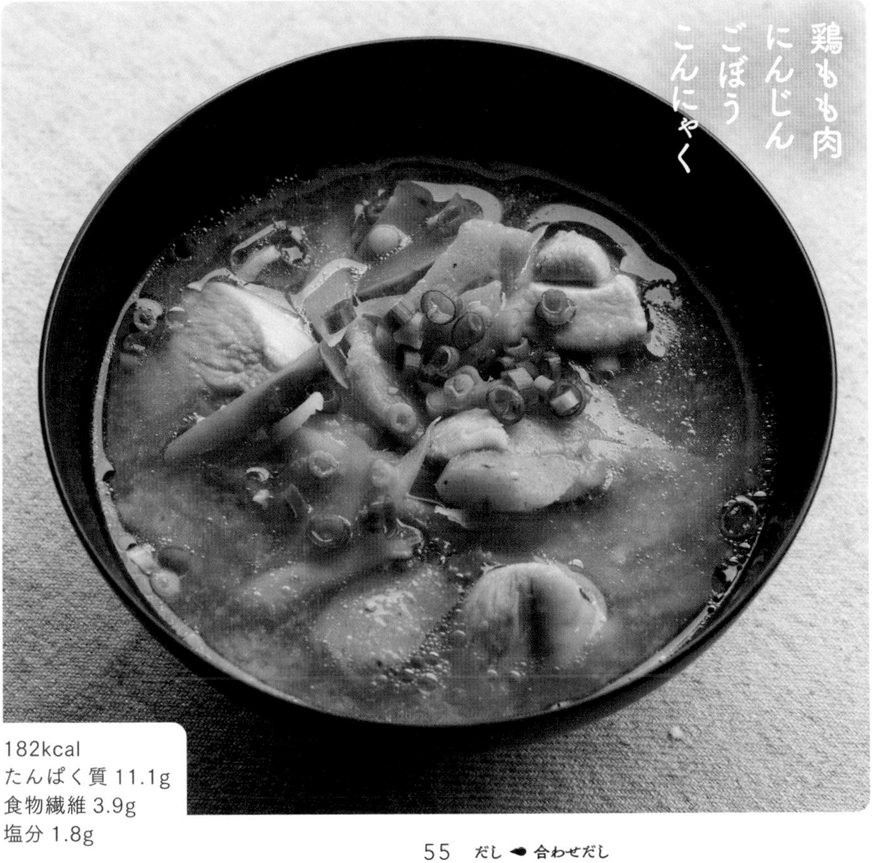

182kcal
たんぱく質 11.1g
食物繊維 3.9g
塩分 1.8g

赤身の牛肉で良質のたんぱく質と鉄分をとります。
えのきだけとわかめで食物繊維たっぷりの腸活メニューに。

〔**材料**〕1人分

A ごま油…小さじ1
　牛こま切れ肉（赤身）…50g

B パプリカ（赤。横に薄切り）…¼個（30g）
　きゅうり（種を取り、斜め1cm幅）…½本（40g）
　えのきだけ（2等分）…⅙袋（30g）
　カットわかめ（もどして水気を絞る）…小さじ2

だし汁…180mℓ
みそ…小さじ2

1 鍋にAを順に入れて中火で炒める。牛肉の色が変わったらBを加えて炒め合わせる。

2 全体に油が回ったらだし汁を加えて煮立てる。あくを取り除き、みそを溶き入れる。好みで粗びき黒こしょう（分量外）をふる。

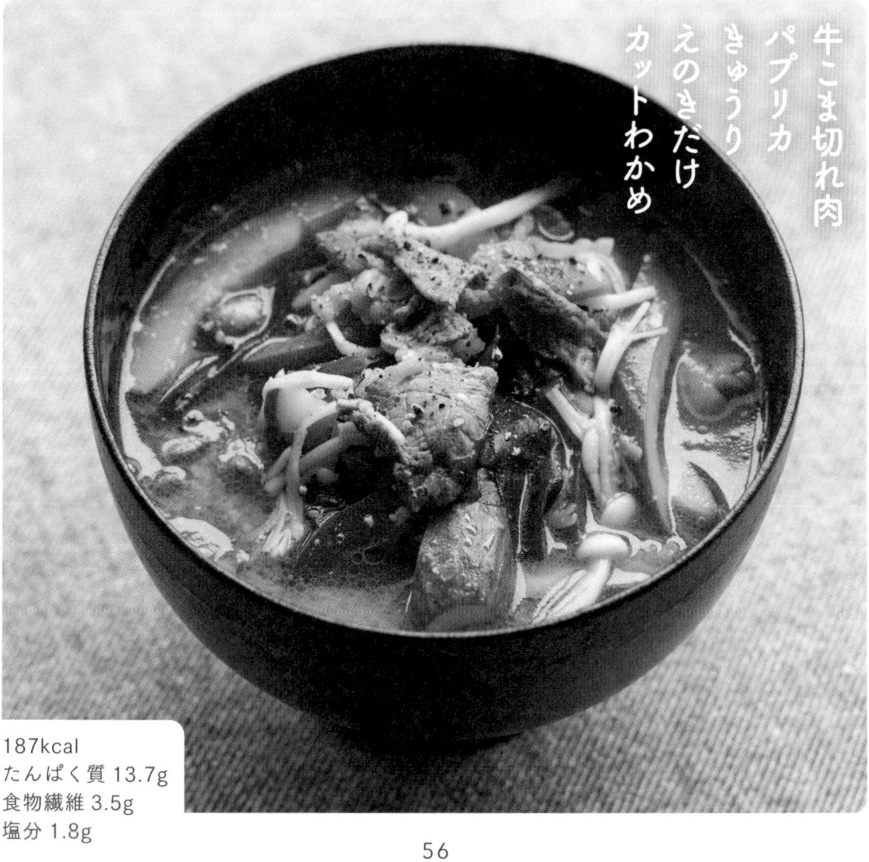
牛こま切れ肉
パプリカ
きゅうり
えのきだけ
カットわかめ

187kcal
たんぱく質 13.7g
食物繊維 3.5g
塩分 1.8g

牛こま切れ肉 にら 大豆もやし 白菜キムチ

豆もやしで食物繊維と植物性のたんぱく質をプラス。
炒めると油のコクが加わり、だしのうまみがアップします。

［**材料**］1人分

- A
  - ごま油…大さじ½
  - 牛こま切れ肉（赤身）…40g
- B
  - 大豆もやし…⅓パック（70g）
  - 白菜キムチ…20g
- だし汁…180mℓ
- みそ…大さじ½
- C
  - にら（2cm長さ）…⅕束（20g）
  - 白すりごま…大さじ½

1 鍋にAを順に入れて中火で炒める。牛肉の色が変わったらBを加えて炒め合わせる。

2 全体に油が回ったらだし汁を加えて煮立てる。あくを取り除き、みそを溶き入れる。ふたをして弱火で2分ほど煮る。

3 Cを加えて全体を混ぜ、お椀によそう。

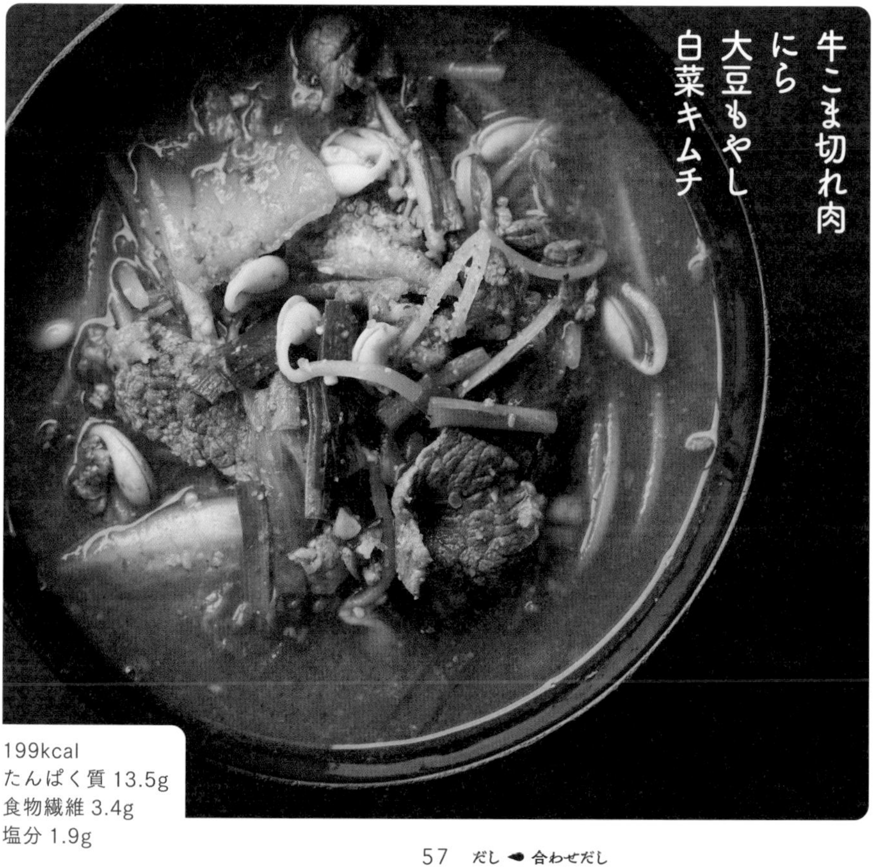

199kcal
たんぱく質 13.5g
食物繊維 3.4g
塩分 1.9g

木綿豆腐がたっぷり。
ごぼうにはクロロゲン酸という抗酸化作用をもつ成分があり、炎症を抑える働きも。

豆腐 小松菜 ごぼう 糸こんにゃく

［材料］1人分

A
- ごま油…大さじ½
- ごぼう（ささがき）…10cm（30g）
- 糸こんにゃく（4cm長さ。ゆでる）…30g

木綿豆腐（一口大にちぎる）…¼丁（80g）
だし汁…180mℓ
小松菜（4cm長さ）…1株（50g）
みそ…小さじ2

1 鍋にAを順に入れて中火で炒める。全体に油が回ったら、豆腐を加えて炒め合わせる。

2 全体に油が回ったらだし汁を加えて煮立てる。あくを取り除き、小松菜の軸、葉の順に加えてみそを溶き入れる。ふたをして弱火で2分ほど煮る。

3 お椀によそい、好みで一味とうがらし（分量外）をふる。

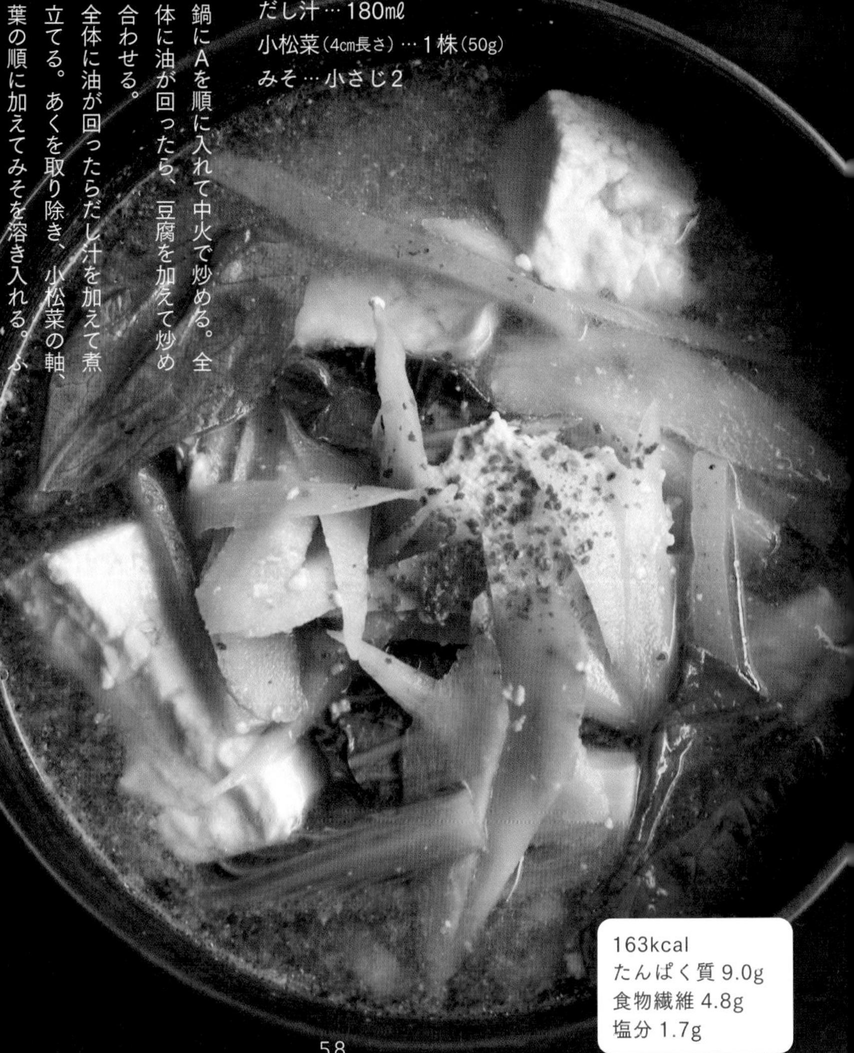

163kcal
たんぱく質 9.0g
食物繊維 4.8g
塩分 1.7g

合わせだし2種

水だし

水に浸すだけの
煮干しと昆布のだし汁です。

［材料］
昆布…5cm角2枚
煮干し…10g
水…1ℓ

密閉容器に水、えらとわたを取って裂き、からいりした煮干し、昆布を入れてふたをし、冷蔵庫に6時間以上おく。だし汁を飲んでみて、うまみが出ていたら、こして使う。
＊残った昆布は角切りにして煮たり、ぬか漬けに入れたりして使う。煮干しは軽く干して、素揚げにしてもいい。

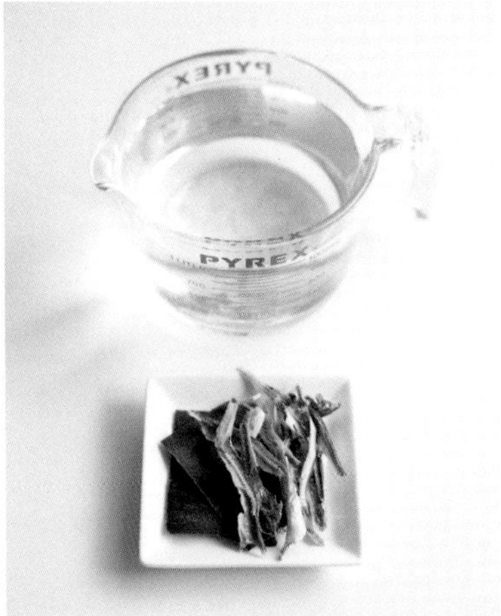

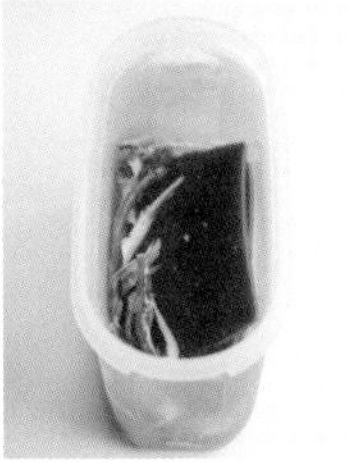

レンチンでとるだし

電子レンジで加熱するだけで、
おいしいだしがとれます。

［材料］
昆布…5×10cm2枚
削りがつお…20g
水…1ℓ

1 大きな耐熱容器に昆布、削りがつおを入れ、水を注ぐ。ラップをかけずに電子レンジで10分ほど加熱する。

2 あくを取り3分ほどおいてから、こす。

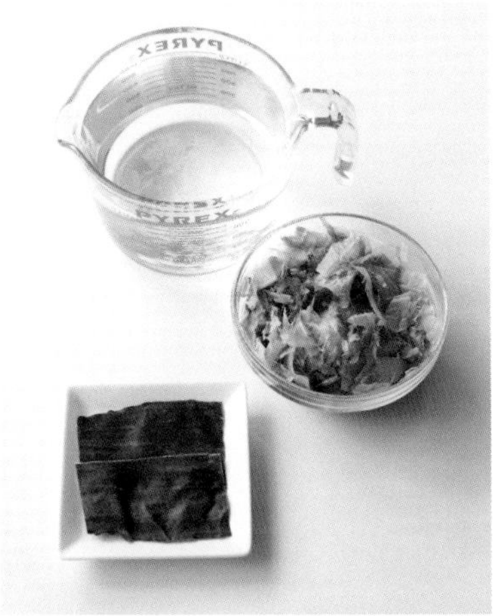

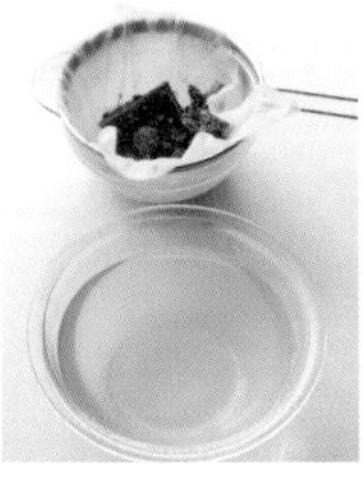

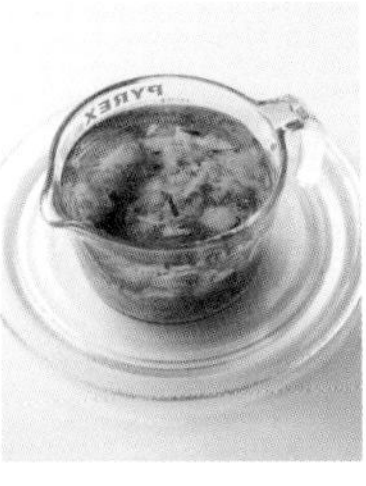

みそ玉

私が作るみそ玉は、みそにちりめんじゃこ、カットわかめ、長ねぎを混ぜたもの。ラップでピンポン玉状に丸め、輪ゴムでとめたらでき上がり。いくつか作りおきして、冷蔵か冷凍します。

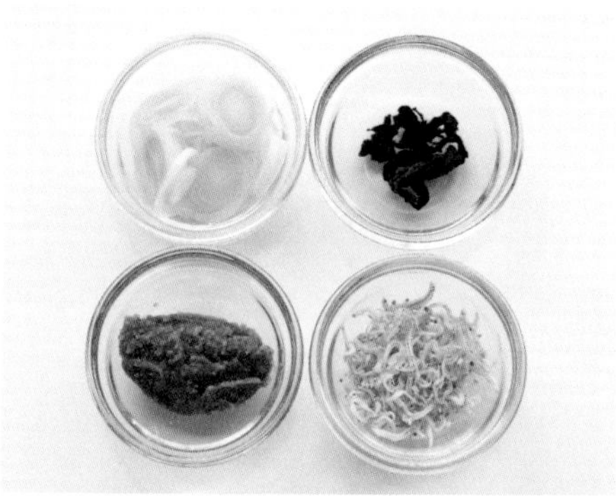

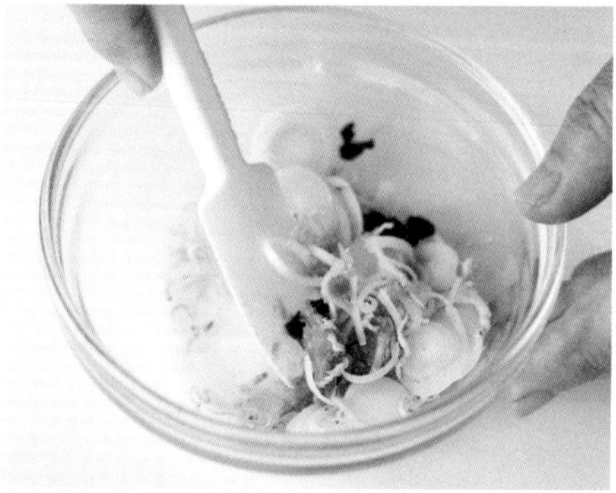

［**材料**］1個分
ちりめんじゃこ…大さじ½
カットわかめ…小さじ½
みそ…大さじ½
長ねぎ（小口切り）…4cm（10g）

ボウルにすべての材料を入れて混ぜ、ラップにのせて輪ゴムでとめる。いくつか作って密閉容器に入れて保存する。冷蔵庫で2日間、冷凍庫で3週間ほど日もちする。

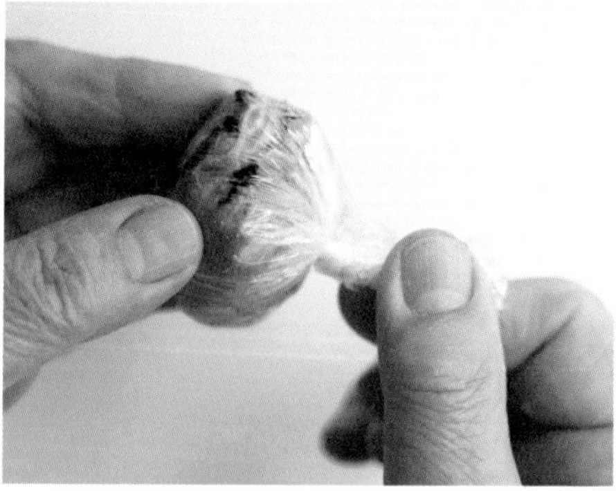

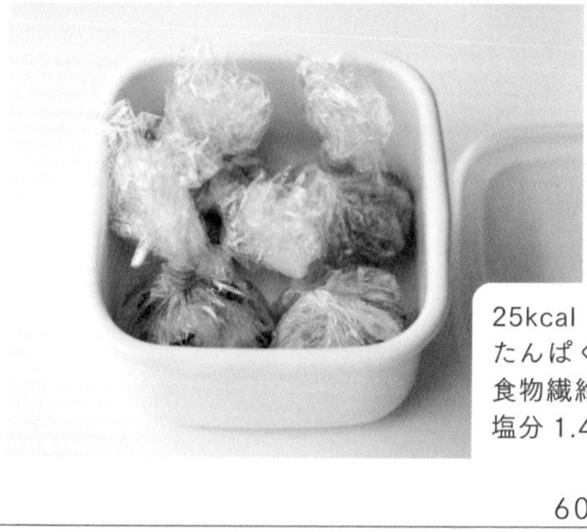

25kcal
たんぱく質 2.4g
食物繊維 0.9g
塩分 1.4g

みそ玉のアレンジ3品

冷蔵のみそ玉は熱湯を注ぐだけでいいですが、冷凍のみそ玉や、麩などのしっかりもどしたい食材は、小鍋で作りましょう。

とろろのみそ汁

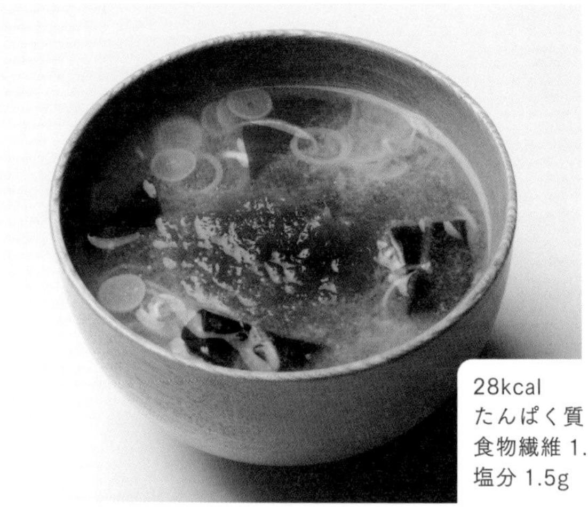

28kcal
たんぱく質 2.5g
食物繊維 1.3g
塩分 1.5g

お椀にみそ玉を入れ、熱湯150mℓを注いで、とろろ昆布ひとつかみ（1・5g）をのせる。

三つ葉のみそ汁

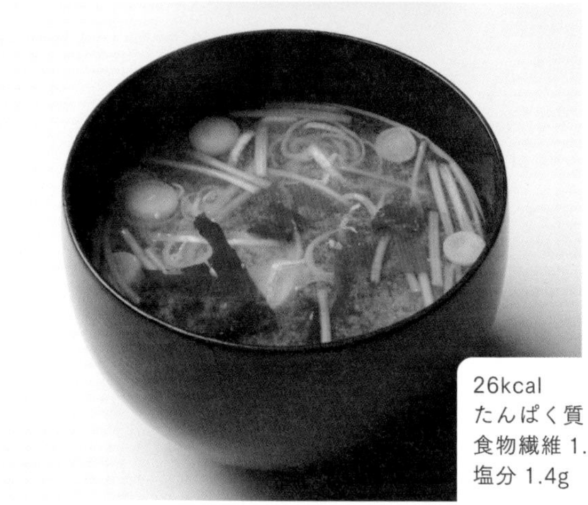

26kcal
たんぱく質 2.4g
食物繊維 1.0g
塩分 1.4g

お椀にみそ玉と2cm長さに切った三つ葉3本分を入れ、熱湯150mℓを注ぐ。

麩のみそ汁

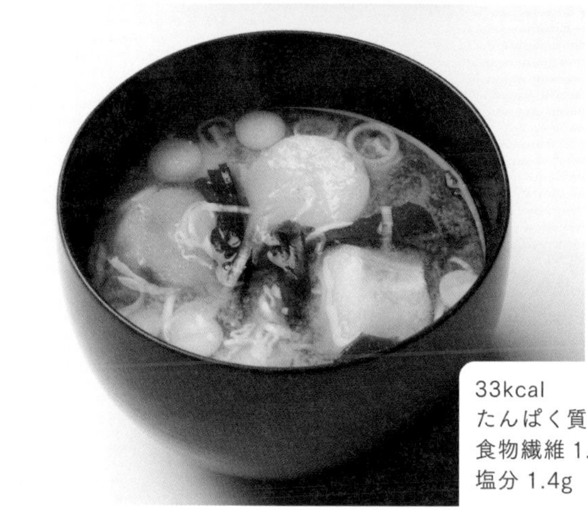

33kcal
たんぱく質 3.0g
食物繊維 1.0g
塩分 1.4g

小鍋に150mℓの熱湯を沸かし、みそ玉、麩小3個を加えて温め、お椀によそう。

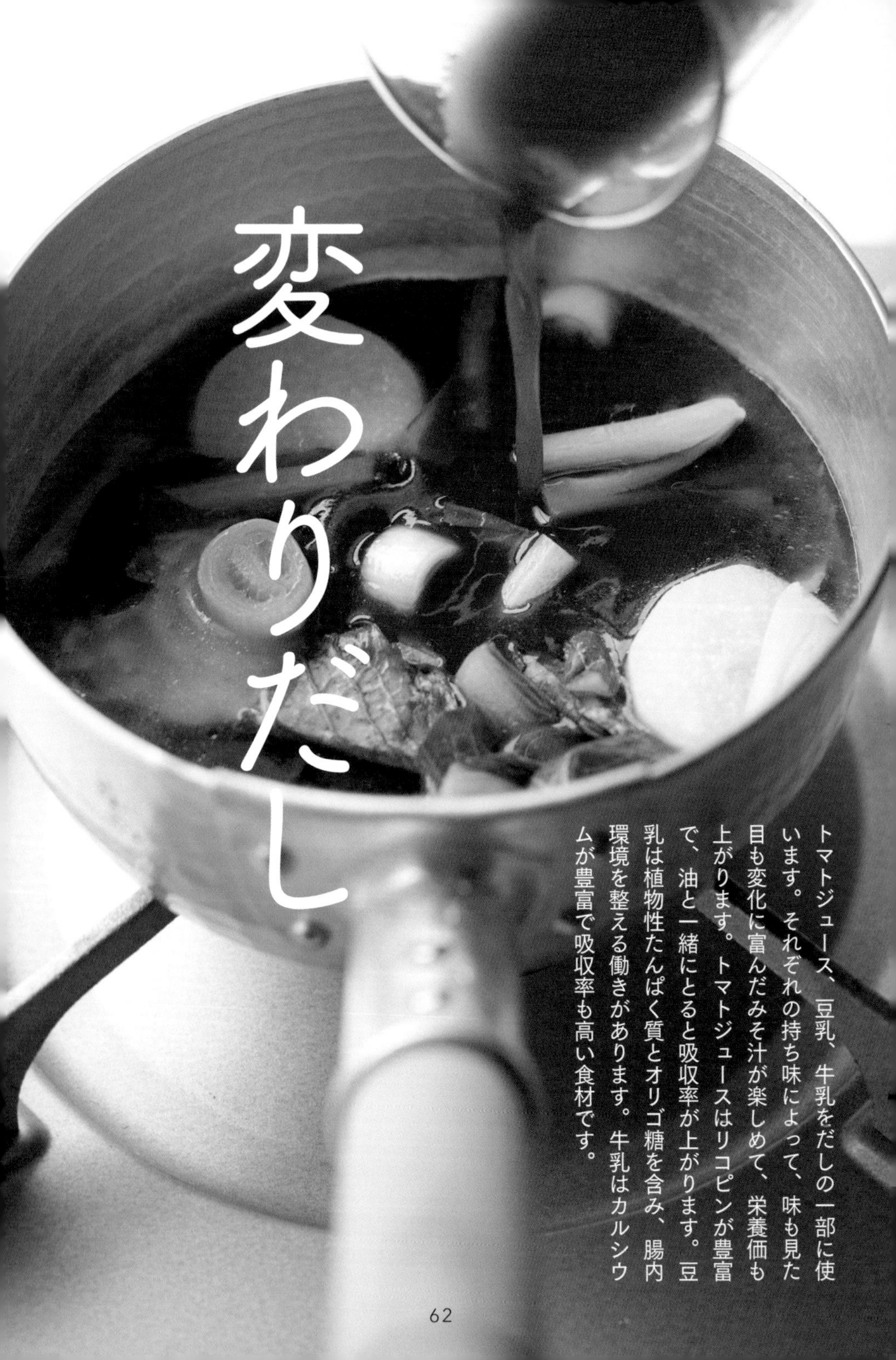

変わりだし

トマトジュース、豆乳、牛乳をだしの一部に使います。それぞれの持ち味によって、味も見た目も変化に富んだみそ汁が楽しめて、栄養価も上がります。トマトジュースはリコピンが豊富で、油と一緒にとると吸収率が上がります。豆乳は植物性たんぱく質とオリゴ糖を含み、腸内環境を整える働きがあります。牛乳はカルシウムが豊富で吸収率も高い食材です。

［手順］

1

アルミの小鍋（口径15㎝）で作ります。水（またはだし汁）とトマトジュース（豆乳、牛乳）で180㎖、減塩みそ大さじ1弱、油小さじ1が基本です。たんぱく質食材の厚揚げ、野菜は小松菜と長ねぎ、里芋で合計120gを使います。

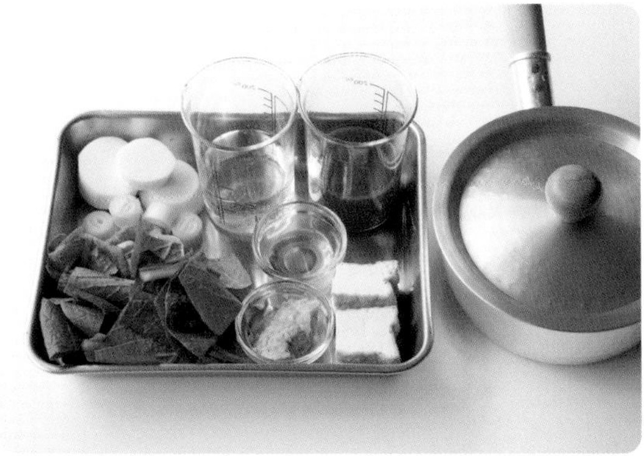

2

小鍋に油、長ねぎを入れ、中火で炒めていい香りがしてきたら、小松菜、電子レンジで加熱した里芋を炒め合わせます。

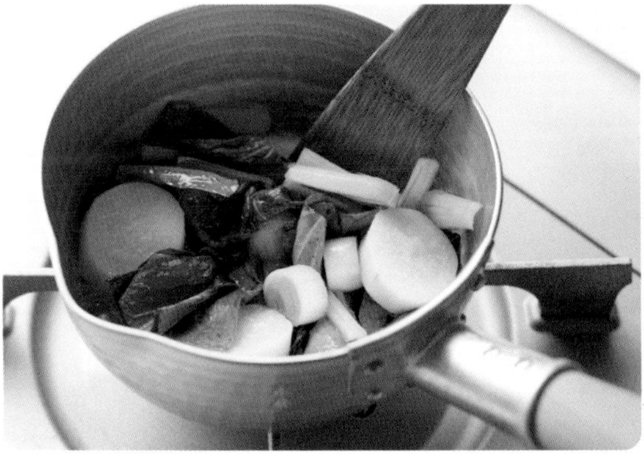

3

油が回ったら水(またはだし汁)とトマトジュースを注ぎ（右ページ)、厚揚げを入れ、みそを加えて、ふたをして弱火で2分ほど煮たらでき上がり。

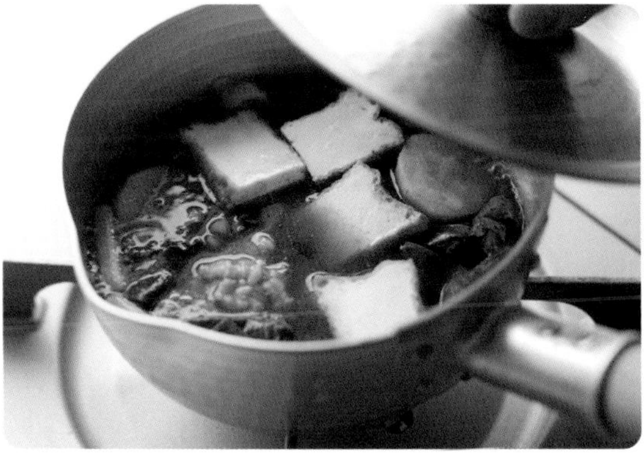

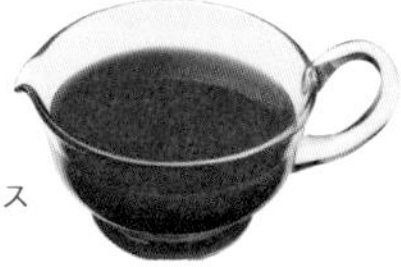
トマトジュース

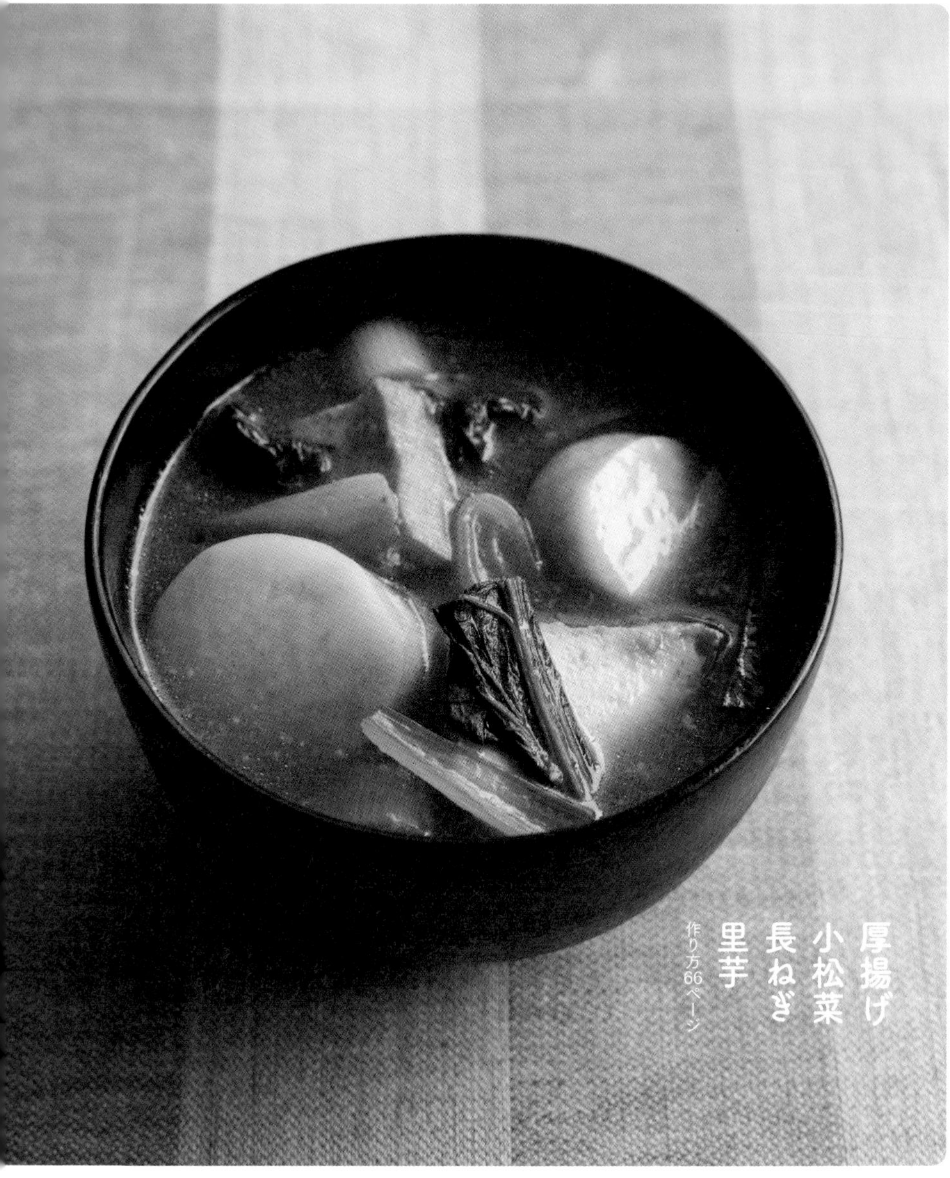

厚揚げ 小松菜 長ねぎ 里芋

作り方66ページ

203kcal
たんぱく質 10.5g
食物繊維 4.5g
塩分 1.3g

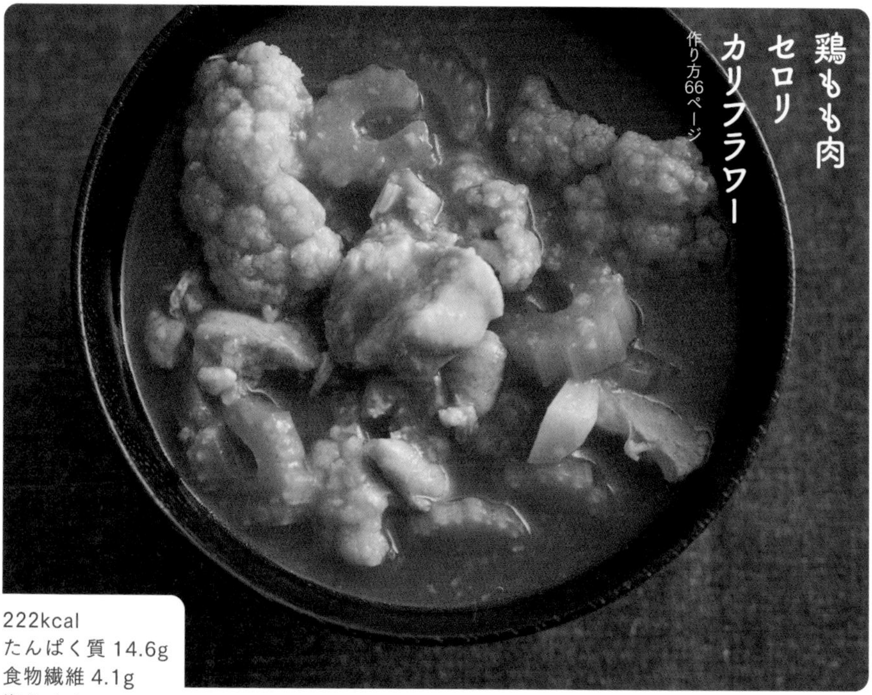

鶏もも肉
セロリ
カリフラワー

作り方66ページ

222kcal
たんぱく質 14.6g
食物繊維 4.1g
塩分 1.4g

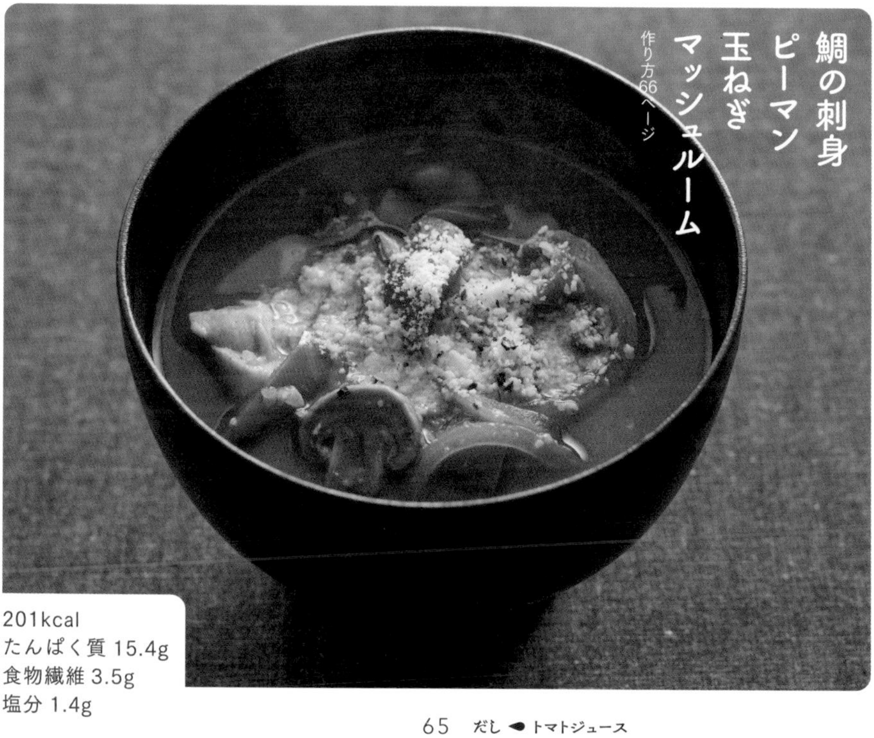

鯛の刺身
ピーマン
玉ねぎ
マッシュルーム

作り方66ページ

201kcal
たんぱく質 15.4g
食物繊維 3.5g
塩分 1.4g

厚揚げ 小松菜 長ねぎ 里芋

厚揚げでたんぱく質を、小松菜と里芋で食物繊維をとります。里芋に含まれる多糖類はたんぱく質の吸収を助ける働きも。

［**材料**］1人分

里芋（1cm厚さ）…1個（50g）

A［オリーブ油…小さじ1
　長ねぎ（1cm幅）…⅕本（20g）

小松菜（4cm長さ）…1株（50g）

B［水（またはだし汁）、
　　トマトジュース（無塩）…各90㎖
　厚揚げ（油抜きし、1cm幅）…¼枚（60g）

減塩みそ（麹の多いもの）…大さじ1弱（15g）

1 耐熱ボウルに里芋を入れ、ラップをふんわりかぶせて電子レンジで1分10秒加熱する。

2 鍋にAを順に入れて中火でさっと炒め、小松菜、**1**を加えてさらに炒める。

3 全体に油が回ったらBを加えてみそを溶き入れる。煮立ったらふたをして弱火で2分ほど煮る。

鶏もも肉 セロリ カリフラワー

カロリーダウンしたいときは鶏ささ身や豚もも肉がおすすめ。カリフラワーはビタミンが豊富で、抗酸化作用もあります。

［**材料**］1人分

A［オリーブ油…小さじ1
　鶏もも肉（1cm幅）…¼枚（60g）

B［セロリ（5mm幅）…⅓本（30g）
　おろしにんにく…少々

C［水（またはだし汁）、
　　トマトジュース（無塩）…各90㎖
　カリフラワー（一口大）…2房（70g）

減塩みそ（麹の多いもの）…大さじ1弱（15g）

1 鍋にAを順に入れて中火にかけ、Bを加えて炒める。

2 鶏肉の色が変わったら、Cを加え、みそを溶き入れる。

3 煮立ったらふたをして弱火にし、2分ほど煮る。

鯛の刺身 ピーマン 玉ねぎ マッシュルーム

鯛以外でも、たこ、いか、えびなどの刺身が残ったときにおすすめ。仕上げに粉チーズをふってスープ風に。

［**材料**］1人分

A［オリーブ油…大さじ½
　玉ねぎ（薄切り）…¼個（50g）

B［ピーマン（四つ割り、1cm幅）…1個（30g）
　マッシュルーム（薄切り）…2個（30g）

C［水（またはだし汁）、
　　トマトジュース（無塩）…各90㎖

鯛の刺身（そぎ切り）…50g

減塩みそ（麹の多いもの）…大さじ1弱（15g）

D［粉チーズ…小さじ1
　粗びき黒こしょう…少々

1 鍋にAを順に入れて中火でさっと炒め、Bを加えてさらに炒める。

2 全体に油が回ったら、C、鯛を加えてみそを溶き入れる。煮立ったらふたをして弱火で1～2分煮る。

3 お椀によそい、Dをふる。

麹が多めのみそに酒粕も加え、たんぱく質量優秀な一品に。体の芯から温まるみそ汁です。

牛こま切れ肉 長ねぎ 長芋 まいたけ

［材料］1人分

長芋（縦に薄切り）…4cm（50g）

A［サラダ油…小さじ1
　長ねぎ（5mm幅）…⅓本（30g）
　まいたけ（ほぐす）…⅓パック（30g）

牛こま切れ肉（赤身）…40g

B［酒粕…20g
　だし汁（または水）…130mℓ

減塩みそ（麹の多いもの）…大さじ1弱（15g）

調整豆乳…50mℓ

ゆずの皮（せん切り）…少々

1 長芋は耐熱容器に入れ、ラップをかぶせて1分加熱する。

2 小鍋にAを順に入れて中火で炒め、牛肉を加えてさっと炒める。Bと**1**を加えて煮立て、あくを取る。みそを加えてふたをし、弱火で1分ほど煮る。

3 みそを溶き、豆乳を加えて温める。お椀によそい、ゆずの皮を添える。

豚肉は疲労を取るビタミンB群が豊富。豆乳には大豆イソフラボンが含まれ、更年期の諸症状の緩和も期待されます。

豚こま切れ肉 にんじん ごぼう 長ねぎ しいたけ

［材料］1人分

A［サラダ油…大さじ½
　豚こま切れ肉（赤身）…40g

ごぼう（斜めせん切り）…6〜7cm（20g）

B［にんじん（斜めせん切り）…小⅕本（20g）
　長ねぎ（縦半分、斜め薄切り）…⅕本（20g）
　生しいたけ（薄切り）…1枚（15g）

だし汁（または水）…130mℓ

減塩みそ（麹の多いもの）…大さじ1弱（15g）

調整豆乳…50mℓ

1 小鍋にAを順に入れて中火で炒め、ごぼうを加えてよく炒める。

2 Bを加えてよく炒め、だし汁を加える。

3 煮立ったらあくを取り除き、みそを溶き入れる。ふたをして弱火で1〜2分煮る。豆乳を加えて温め、お椀によそう。好みで七味とうがらし（分量外）をふる。

たんぱく質はえびと豆乳。コーンクリーム、ブロッコリー、しめじの食物繊維もたっぷり。

えび ブロッコリー 玉ねぎ コーンクリーム しめじ

［材料］1人分

えび（殻つき）…小4尾（40g）

A［オリーブ油…大さじ½
　玉ねぎ（薄切り）
　　…小¼個（40g）

しめじ（ほぐす）…⅓パック（30g）

ブロッコリー（小さく切る）…2房（40g）

だし汁（または水）…130mℓ

減塩みそ（麹の多いもの）…大さじ1弱（15g）

C［コーンクリーム（無塩・缶詰）…50g
　調整豆乳…50mℓ

1 えびは殻をむいて背わたを取り、かたくり粉少々（分量外）をまぶして水洗いをする。

2 小鍋にAを順に入れて中火で炒め、しめじを加えて炒める。ブロッコリー、**1**を加えてさっと炒め、だし汁を加える。

3 煮立ったらあくを取り除き、みそを加える。ふたをして弱火で1分30秒ほど煮る。みそを溶き、Cを加えて温め、お椀によそう。好みで粗びき黒こしょう（分量外）をふる。

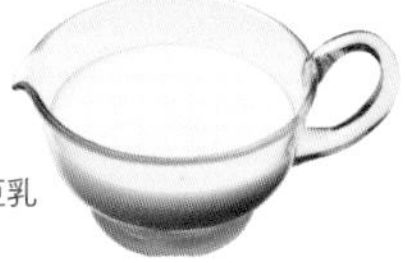

豆乳

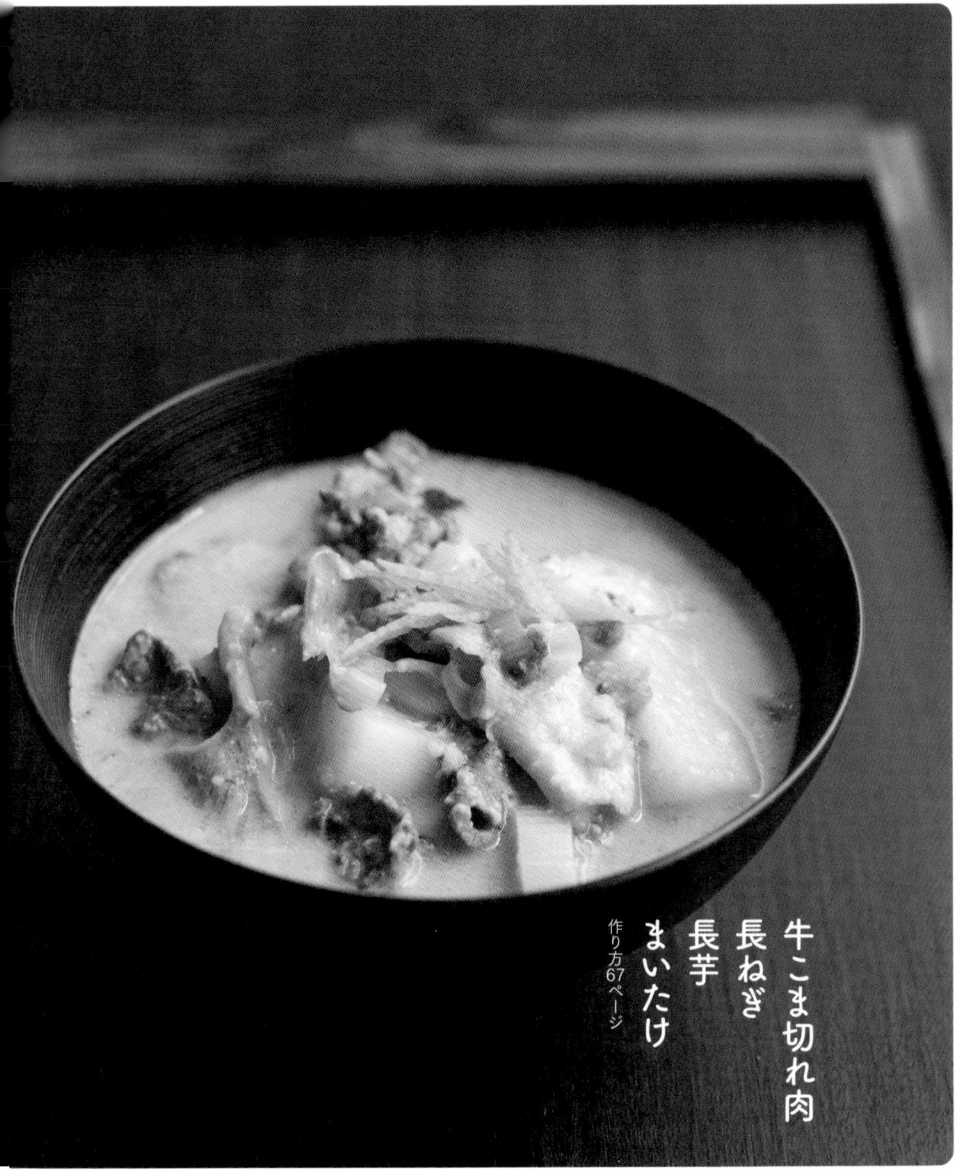
牛こま切れ肉
長ねぎ
長芋
まいたけ
作り方67ページ

271kcal
たんぱく質 16.7g
食物繊維 4.4g
塩分 1.5g

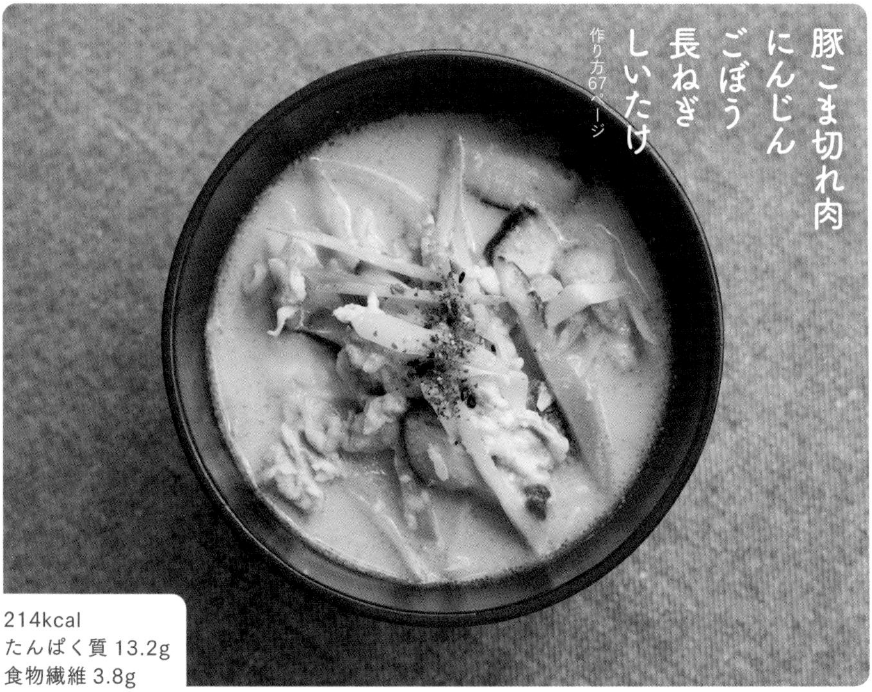

214kcal
たんぱく質 13.2g
食物繊維 3.8g
塩分 1.5g

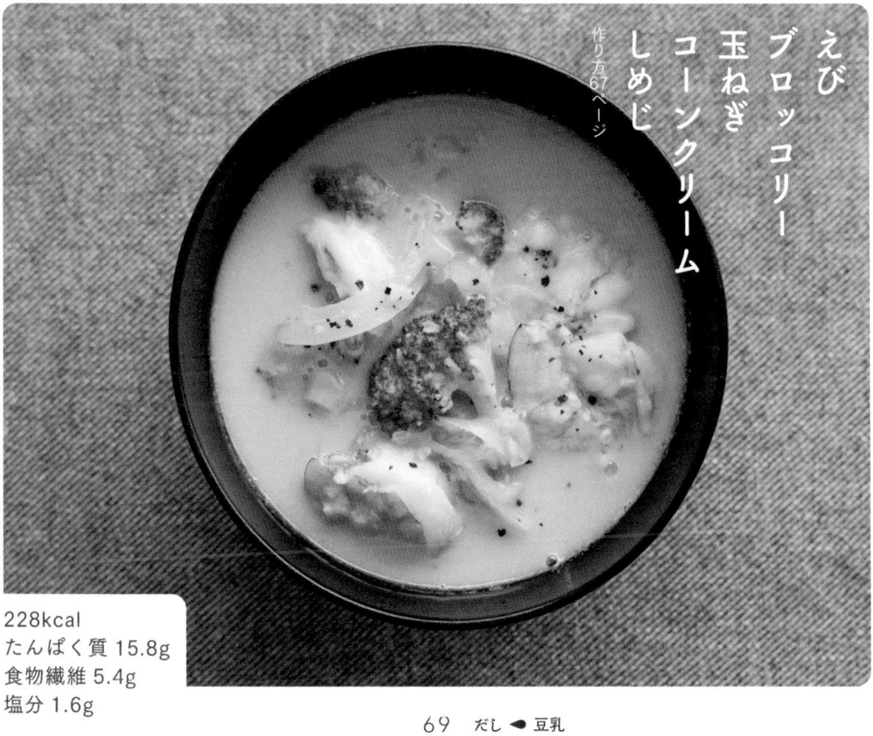
えび
ブロッコリー
玉ねぎ
コーンクリーム
しめじ
作り方67ページ

228kcal
たんぱく質 15.8g
食物繊維 5.4g
塩分 1.6g

みそ汁にトッピング

たんぱく質をプラス

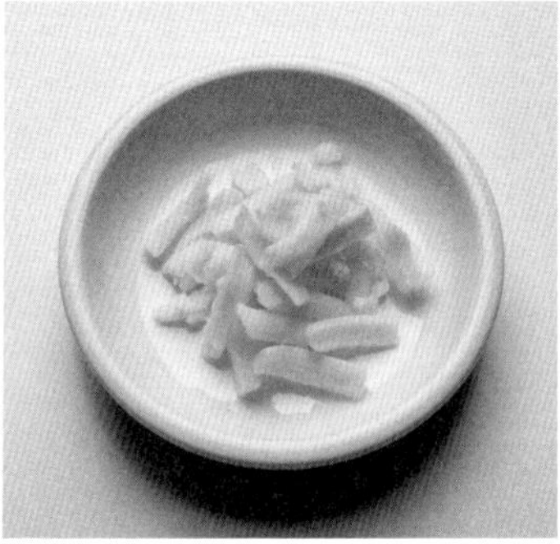

ピザ用チーズ　10g

37kcal　たんぱく質 2.6g
食物繊維 0g　塩分 0.2g

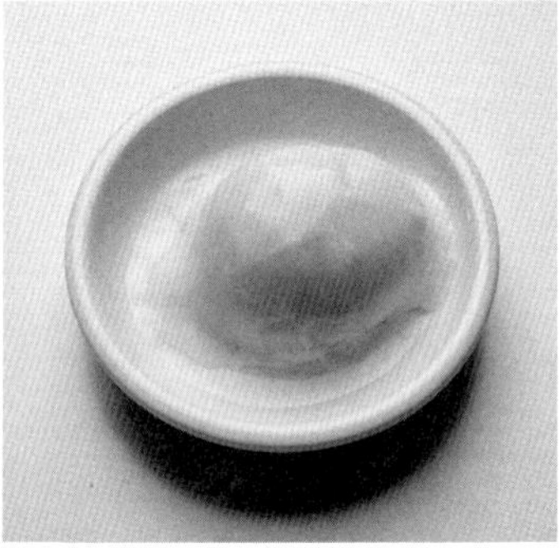

温泉卵　1個

71kcal　たんぱく質 6.1g
食物繊維 0g　塩分 0.2g

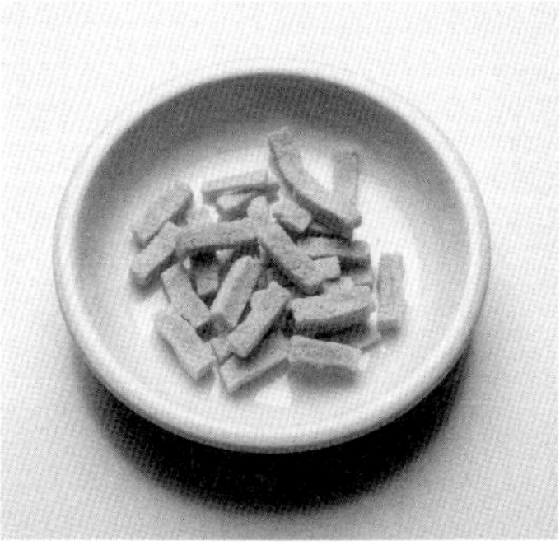

高野豆腐　大さじ1

15kcal　たんぱく質 1.5g
食物繊維 0.1g　塩分 0g

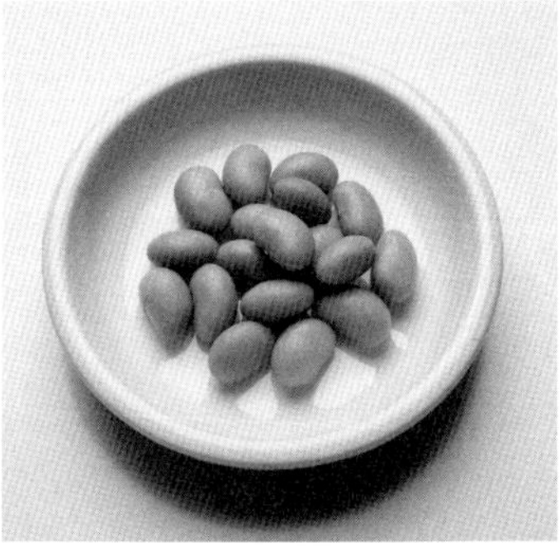

ゆで大豆　大さじ山盛り1

28kcal　たんぱく質 2.5g
食物繊維 1.6g　塩分 0.1g

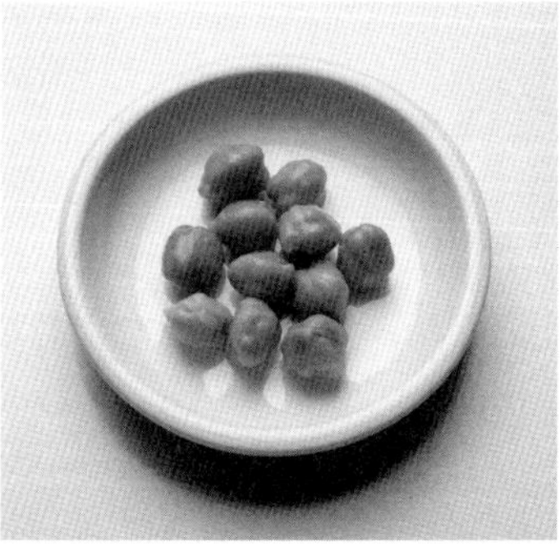

ひよこ豆　大さじ山盛り1

22kcal　たんぱく質 1.4g
食物繊維 1.7g　塩分 0g

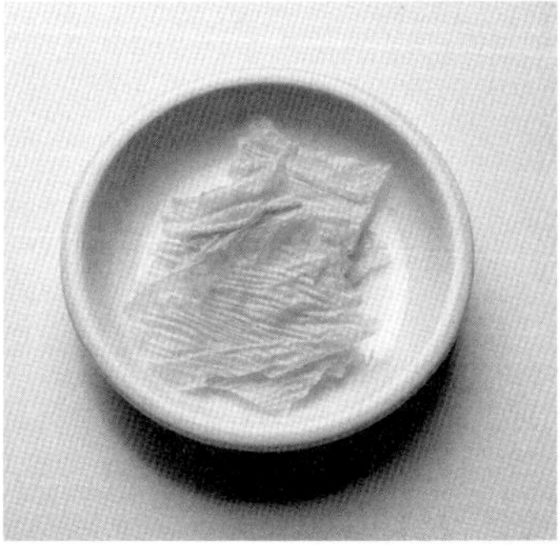

干しゆば　3g

15kcal　たんぱく質 1.5g
食物繊維 0.1g　塩分 0g

腸活素材をプラス

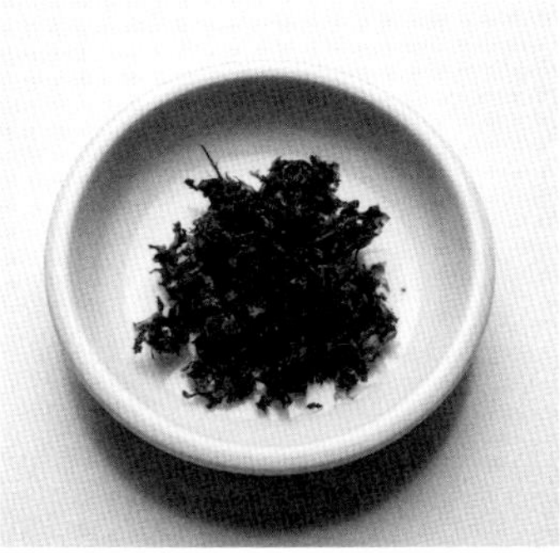

あおさのり　大さじ1

2kcal　たんぱく質 0.2g
食物繊維 0.3g　塩分 0.1g

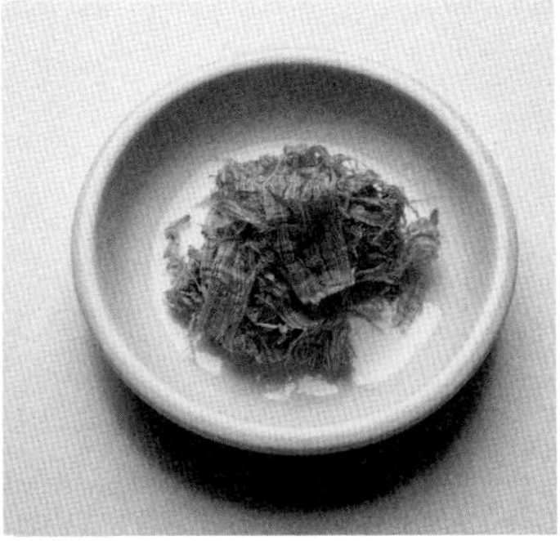

とろろ昆布　1.5g（ひとつまみ）

3kcal　たんぱく質 0.1g
食物繊維 0.4g　塩分 0.1g

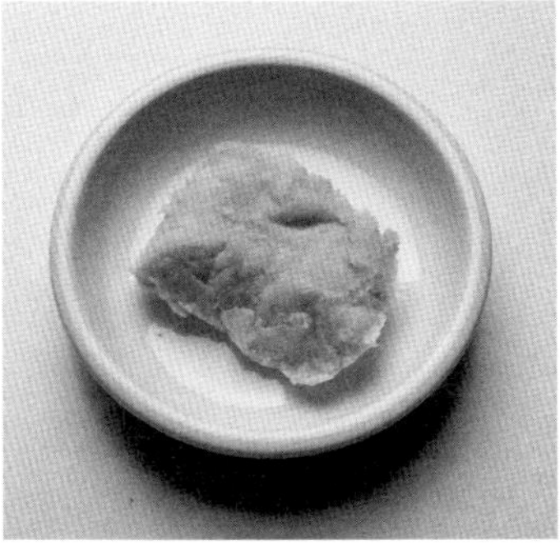

酒粕　20g

43kcal　たんぱく質 3.0g
食物繊維 1.0g　塩分 0g

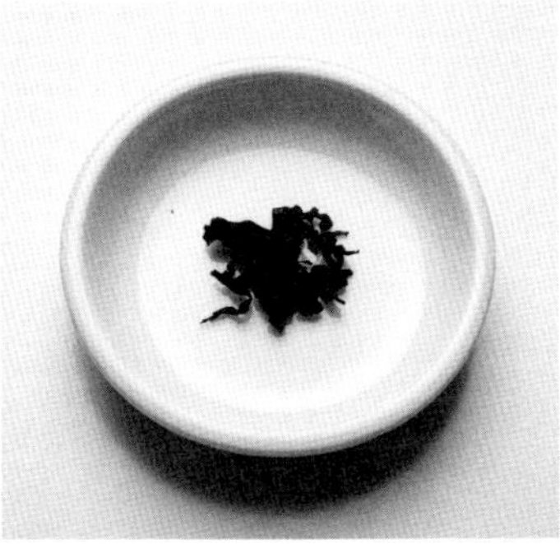

カットわかめ　小さじ1/2

1kcal　たんぱく質 0.1g
食物繊維 0.2g　塩分 0.1g

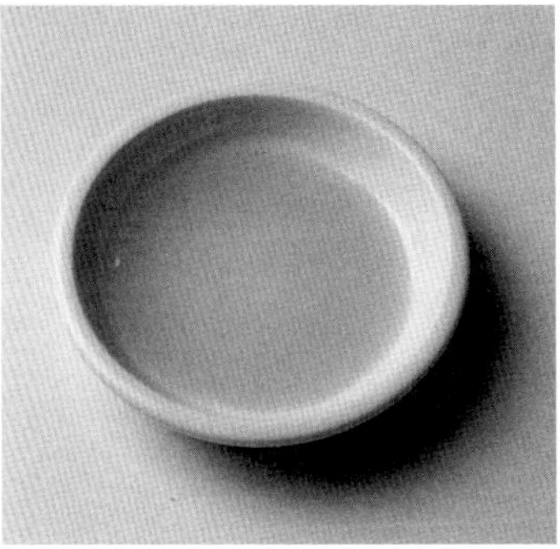

オリーブ油　小さじ1

36kcal　たんぱく質 0g
食物繊維 0g　塩分 0g

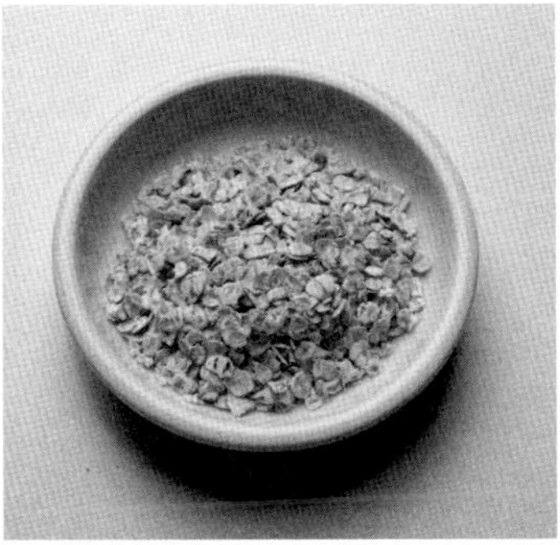

オートミール　10g

35kcal　たんぱく質 1.4g
食物繊維 0.9g　塩分 0g

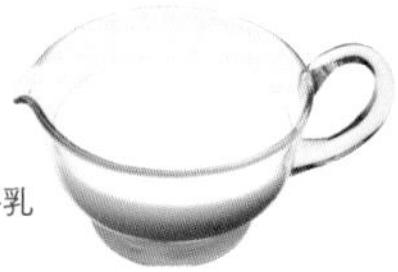

牛乳

生鮭
アスパラガス
玉ねぎ
じゃがいも

作り方74ページ

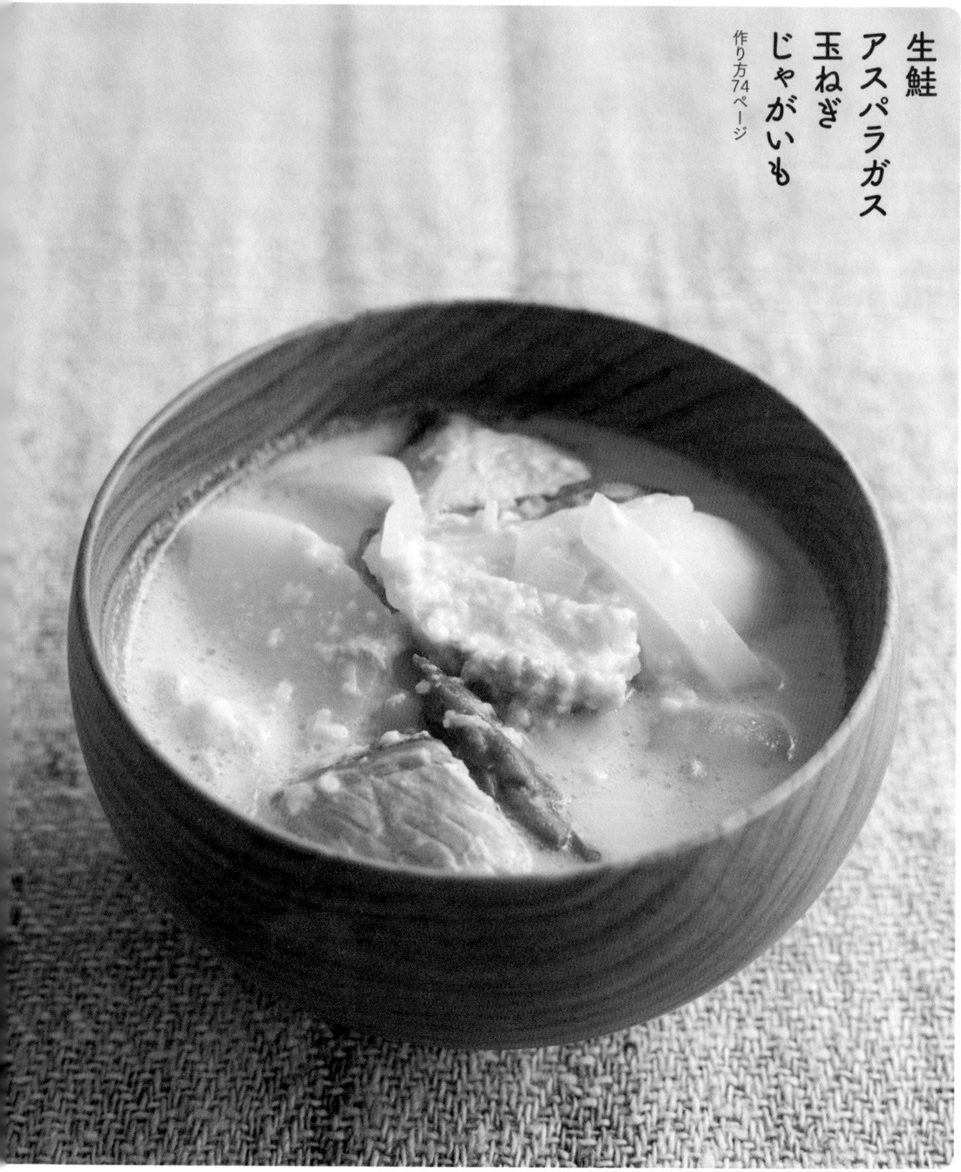

283kcal
たんぱく質 24.8g
食物繊維 7.7g
塩分 1.6g

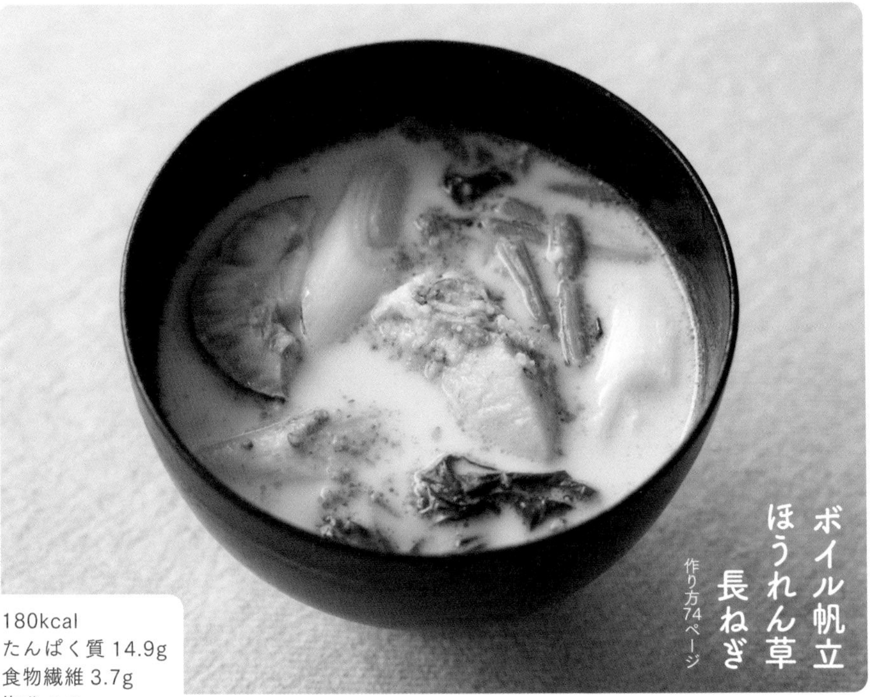

ボイル帆立 ほうれん草 長ねぎ

作り方74ページ

180kcal
たんぱく質 14.9g
食物繊維 3.7g
塩分 1.9g

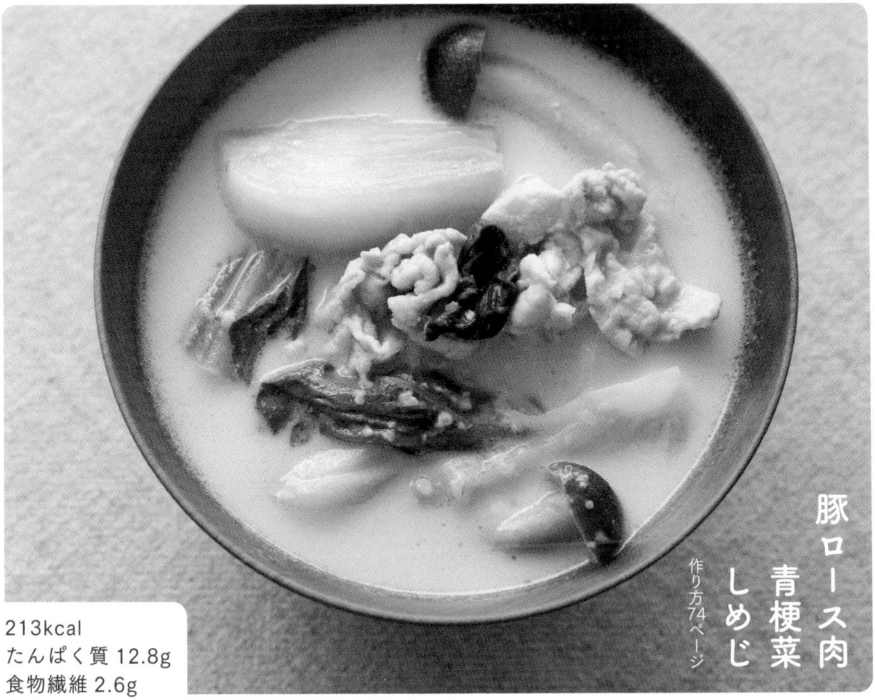

豚ロース肉 青梗菜 しめじ

作り方74ページ

213kcal
たんぱく質 12.8g
食物繊維 2.6g
塩分 1.6g

鮭は日本人に不足しがちなビタミンDの供給源。酒粕は消化がよく、便秘解消や疲労回復に役立つ、ビタミンB群、麹菌を含んでいます。

生鮭 アスパラガス 玉ねぎ じゃがいも

［材料］1人分

じゃがいも（1cm厚さ）…小1個（50g）

A
- サラダ油…小さじ1
- 玉ねぎ（横に5mm幅）…¼個（50g）
- 生鮭（1cm幅。酒少々をふる）…小1切れ（70g）

グリーンアスパラガス（4cm長さ）…2本（40g）

だし汁（または水）…130mℓ

酒粕…20g

減塩みそ（麹の多いもの）…大さじ1弱（15g）

牛乳…50mℓ

1 じゃがいもは耐熱容器に入れ、ふんわりとラップをかぶせて1分加熱する。

2 小鍋にAを順に入れて中火で炒め、アスパラガスを加えてさっと炒める。

3 だし汁、**1**を加えて煮立てあくを取る。みそと酒粕を加えてふたをし、弱火で2分ほど煮る。みそと酒粕を溶き、牛乳を加えて温め、お椀によそう。

ボイル帆立にほうれん草と長ねぎを加えてさっと煮るだけ。たんぱく質豊富な一品です。

ボイル帆立 ほうれん草 長ねぎ

［材料］1人分

ほうれん草（4cm長さ。ゆでる）…2株（60g）

A
- サラダ油…小さじ1
- 長ねぎ（斜め1cm幅）…小½本（40g）

B
- だし汁（または水）…130mℓ
- ボイル帆立（2等分）…大1個（50g）

減塩みそ（麹の多いもの）…大さじ1弱（15g）

牛乳…50mℓ

白すりごま…小さじ1

1 小鍋にAを順に入れて中火で炒め、Bを加える。

2 煮立ったらみそを加え、ふたをして弱火で1分30秒ほど煮る。

3 みそを溶き、ほうれん草と牛乳を加えて温め、ごまを加えてお椀によそう。

豚肉はビタミンB群が、青梗菜はβ-カロテン、鉄、カルシウムが豊富。しめじの食物繊維は腸内の有用菌を増やす役割が。

豚ロース肉 青梗菜 しめじ

［材料］1人分

A
- ごま油…小さじ1
- しめじ（ほぐす）…⅓パック（30g）

B
- だし汁（または水）…130mℓ
- 青梗菜の軸（くし形）…大½株

豚ロース肉しゃぶしゃぶ用（2等分）…4枚（40g）

青梗菜の葉（4cm長さ）…大½株

減塩みそ（麹の多いもの）…大さじ1弱（15g）

牛乳…50mℓ

1 小鍋にAを順に入れて中火でよく炒め、Bを加える。

2 煮立ったら豚肉をほぐして加え、青梗菜の葉を加える。あくを取り、ふたをして1分30秒ほど煮る。

3 みそを溶き、牛乳を加えて温め、お椀によそう。

1杯5分で作るコツ

1杯分のみそ汁を手早く無駄なく作るには、いくつかコツがあります。

生のままで食べられるレタス、みょうが、サラダ菜、トマトなどは、さっと煮てもおいしいので、積極的にみそ汁に加えています。

冷凍食品や水煮野菜を活用して

逆に火の通りにくい食材は電子レンジを活用します。食物繊維の多い芋類や根菜もレンジにかけてから鍋に加えれば、すぐに煮えます。里芋、かぼちゃの加熱はレンジ向きです。そのほか、なすも色よく仕上がるのでおすすめです。

最近は、野菜、芋の水煮や冷凍食品が充実しています。おすすめはオクラ、ごぼうのささがき、枝豆などです。ごぼうのささがきは豚汁タイプのみそ汁に重宝します。

また、ブロッコリー、カリフラワー、アスパラガスの冷凍も煮立ったところに入れるだけでOKですし、冷凍のとろろ芋をみそ汁にトッピングしてもおいしい。いずれにしても容量の少ないパックを選んで、短期間のうちに使いきりましょう。

残った刺身や肉も無駄なく

晩ごはんの刺身が残ったら、翌日みそ汁に加えてみませんか。ポイントはみその一部を溶いてから、刺身を入れてさっと煮ること。こうすると魚もおいしく、だしも出ます。

さば缶も一人で食べるのには量が多いので、残った身と汁を翌日のみそ汁に入れて食べきっています。少量ばかり残った豚肉や鶏肉、牛肉もとても良いみそ汁の実になります。ぜひお試しください。

本書のみそ汁はほとんど、1杯でたんぱく質が10g以上とれるよう考えられています。

毎日1杯をとり続けるだけで体を守ってくれるでしょう。

291kcal
たんぱく質 14.0g
食物繊維 5.4g
塩分 1.8g

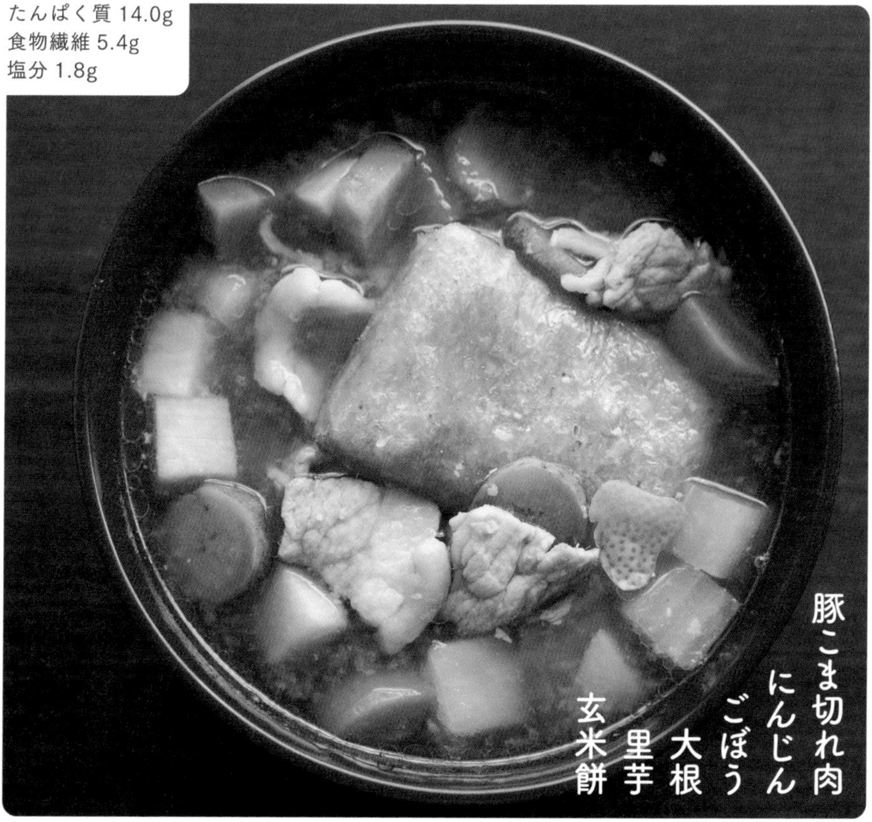

豚こま切れ肉 にんじん ごぼう 大根 里芋 玄米餅

［**材料**］1人分

A
- 里芋（1㎝角）…1個（50g）
- ごぼう（3㎜幅）…7㎝（20g）
- 大根（1㎝角）…1㎝（50g）
- にんじん（いちょう切り）…3㎝（30g）

B
- サラダ油…小さじ1
- 豚こま切れ肉（酒をふる）…40g

だし汁…1カップ
みそ…小さじ2
ゆずの皮…少々
玄米餅（焼く）…1切れ（45g）

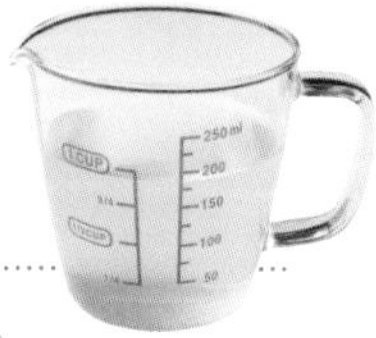

合わせだし

1 耐熱容器にAを順に重ね、ふんわりとラップをかぶせて電子レンジで3分加熱する。

2 小鍋にBを入れて中火で炒め、**1**を加えてさっと混ぜ、だし汁を加える。

3 煮立ったらあくを取り除いてみそを溶き入れ、ふたをして弱火で1分30秒ほど煮る。お椀によそい、餅をのせてゆずの皮を添える。

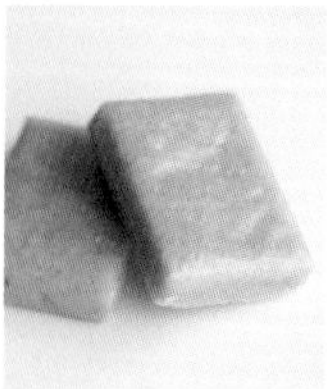

わが家の雑煮です。根菜をレンチンしておけば、5分で作れます。
玄米餅は消化吸収がいいのでときどき食べます。

336kcal
たんぱく質 13.7g
食物繊維 6.2g
塩分 1.7g

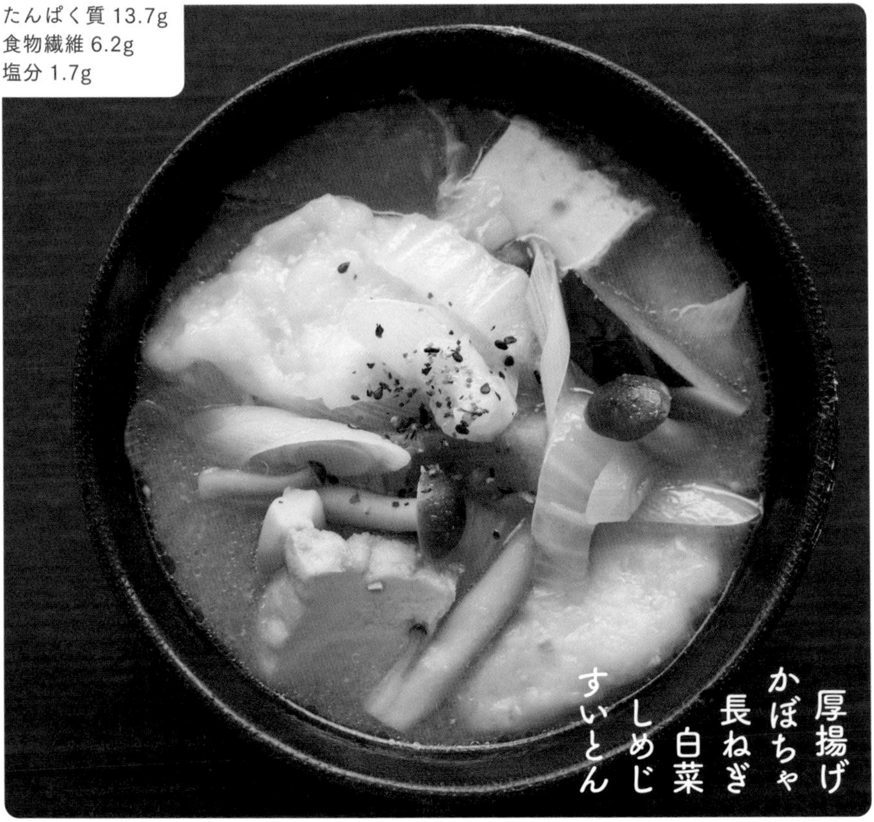

厚揚げ かぼちゃ 長ねぎ 白菜 しめじ すいとん

［**材料**］1人分

A
- サラダ油 … 小さじ1
- しめじ（ほぐす）… 小⅓パック（30g）
- 長ねぎ（斜め5mm幅）… ⅓本（30g）

B
- だし汁 … 250mℓ
- みそ … 小さじ1

C
- 小麦粉 … 40g
- 水 … 約30mℓ

D
- かぼちゃ（1cm厚さ）… 50g
- 白菜（縦半分に切り、1cm幅）… 1枚（70g）
- 厚揚げ（油抜きをし、食べやすい大きさ）… ¼枚（50g）

みそ … 小さじ1

1 鍋にAを順に入れて中火で炒め、Bを加えて煮立てる。

2 ボウルにCを入れてスプーンで混ぜ、**1**にすくって入れる。Dを加え、煮立ったらふたをして弱火で5分ほど煮る。

3 みそを溶き入れ、お椀によそう。好みで七味とうがらし（分量外）をふる。

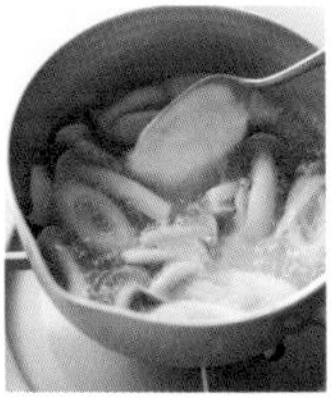

山梨県では“おつけだんご”と呼ばれる、実だくさんのすいとん。
練った小麦粉をスプーンでだんご状にして落とすので、加熱時間は長めです。

		エネルギー kcal	たんぱく質 g	食物繊維 g	塩分 g
p.44	温泉卵　菜の花　しいたけ	135	13.8	4.9	1.5
p.45	卵　レタス　長ねぎ　えのきだけ	118	10.6	2.6	1.5
p.46	豚ロース肉　絹さや　新玉ねぎ	162	12.5	2.5	1.3
p.47	豚ロース肉　モロヘイヤ　なす　大和芋	214	13.6	3.9	1.3
豚汁タイプ					
	だし・合わせだし				
p.50	豚バラ肉　高野豆腐　にんじん　ごぼう　長ねぎ　里芋	278	10.9	4.4	1.8
p.51	豚こま切れ肉　アスパラガス　玉ねぎ　じゃがいも	210	13.4	10.6	1.7
p.52	豚ひき肉　青梗菜　蓮根	212	13.0	3.4	1.9
p.53	豚ひき肉　豆腐　オクラ　なす	168	12.8	3.5	1.7
p.54	鶏ひき肉　わけぎ　さつまいも　しめじ	215	12.9	4.3	1.8
p.55	鶏もも肉　にんじん　ごぼう　こんにゃく	182	11.1	3.9	1.8
p.56	牛肉　パプリカ　きゅうり　えのきだけ　カットわかめ	187	13.7	3.5	1.8
p.57	牛肉　にら　大豆もやし　白菜キムチ	199	13.5	3.4	1.9
p.58	豆腐　小松菜　ごぼう　糸こんにゃく	163	9.0	4.8	1.7
みそ玉のアレンジ3品					
p.61	とろろのみそ汁	28	2.5	1.3	1.5
p.61	三つ葉のみそ汁	26	2.4	1.0	1.4
p.61	麩のみそ汁	33	3.0	1.0	1.4
変わりだし					
	だし・トマトジュース				
p.64	厚揚げ　小松菜　長ねぎ　里芋	203	10.5	4.5	1.3
p.65	鶏もも肉　セロリ　カリフラワー	222	14.6	4.1	1.4
p.65	鯛の刺身　ピーマン　玉ねぎ　マッシュルーム	201	15.4	3.5	1.4
	だし・豆乳				
p.68	牛こま切れ肉　長ねぎ　長芋　まいたけ	271	16.7	4.4	1.5
p.69	豚こま切れ肉　にんじん　ごぼう　長ねぎ　しいたけ	214	13.2	3.8	1.5
p.69	えび　ブロッコリー　玉ねぎ　コーンクリーム　しめじ	228	15.8	5.4	1.6
	だし・牛乳				
p.72	生鮭　アスパラガス　玉ねぎ　じゃがいも	283	24.8	7.7	1.6
p.73	ボイル帆立　ほうれん草　長ねぎ	180	14.9	3.7	1.9
p.73	豚ロース肉　青梗菜　しめじ	213	12.8	2.6	1.6
	スペシャル				
p.76	豚こま切れ肉　にんじん　ごぼう　大根　里芋　玄米餅	291	14.0	5.4	1.8
p.77	厚揚げ　かぼちゃ　長ねぎ　白菜　しめじ　すいとん	336	13.7	6.2	1.7

栄養成分一覧

		エネルギー kcal	たんぱく質 g	食物繊維 g	塩分 g
p.9	厚揚げ　にんじん　キャベツ　エリンギ　あおさのり	114	9.1	3.1	1.4
小鍋で一気に					
	だし・ちりめんじゃこ				
p.14	豆腐　スナップえんどう　長ねぎ　あおさのり	112	9.7	3.4	1.4
p.15	豆腐　新玉ねぎ　なめこ　カットわかめ	110	8.9	3.2	1.4
p.16	厚揚げ　アスパラガス　長ねぎ　しいたけ	125	10.5	3.1	1.3
p.17	厚揚げ　豆苗　えのきだけ	126	11.3	3.1	1.3
p.18	油揚げ　ズッキーニ　長ねぎ　大和芋	125	9.3	3.1	1.3
p.19	油揚げ　にら　もやし　麩	98	9.2	2.5	1.3
	だし・昆布				
p.20	ボイル帆立　ホールコーン　玉ねぎ　キャベツ	124	9.8	3.1	1.5
p.21	やりいか　さやえんどう　わけぎ　トマト	80	9.9	3.2	1.4
p.22	生鮭　アスパラガス　玉ねぎ	131	18.4	2.4	1.4
p.23	まぐろ　かぶ　長ねぎ	110	17.6	2.9	1.3
p.24	ぶり　菜の花　長ねぎ	194	17.0	4.2	1.3
p.25	さば缶　わけぎ　大根	114	10.6	3.1	1.6
	だしいらず				
p.26	あさり　油揚げ　ミニトマト　キャベツ	79	6.6	1.7	1.7
レンジでチン!					
	だし・ちりめんじゃこ				
p.30	豆腐　キャベツ　にら　カットわかめ	94	8.8	3.0	1.4
p.31	温泉卵　ブロッコリー　にんじん　玉ねぎ	140	12.2	5.0	1.5
p.32	油揚げ　かぼちゃ　長ねぎ　えのきだけ	124	8.5	4.0	1.3
p.33	厚揚げ　ミニトマト　万能ねぎ　アボカド	233	10.3	5.1	1.3
p.34	油揚げ　桜えび　長ねぎ　レタス　しめじ	96	8.8	3.0	1.4
p.35	鶏ささ身　トマト　枝豆　みょうが	119	18.1	2.8	1.4
	だし・昆布				
p.36	ボイル帆立　白菜　しめじ	72	9.7	2.7	1.5
p.37	さば缶　小松菜　長ねぎ	111	11.1	3.1	1.6
追い追い煮る					
	だし・煮干し				
p.40	納豆　春菊　長ねぎ	123	11.1	5.4	1.3
p.41	ひき割り納豆　オクラ　長芋	149	11.7	4.9	1.3
p.42	豆腐　三つ葉　なめこ	93	9.4	2.7	1.2
p.43	豆腐　麩　小松菜　めかぶ	98	10.0	3.0	1.3

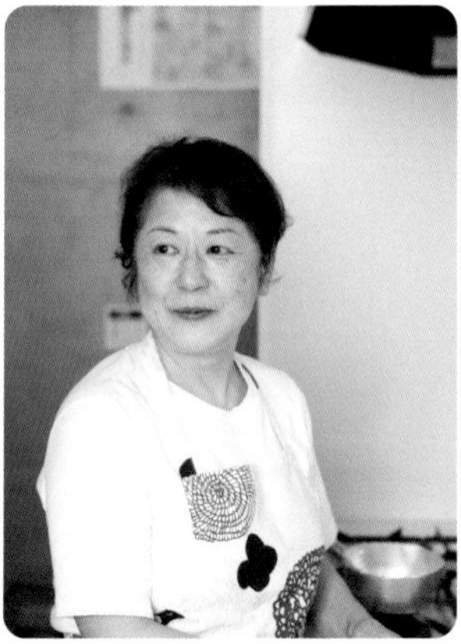

今泉久美《いまいずみ・くみ》

山梨県生まれ。料理研究家・栄養士。女子栄養大学栄養クリニック特別講師。塩分控えめでおいしく、栄養バランスのいいレシピに定評がある。書籍、雑誌、新聞、テレビなど幅広く活躍。著書に『いくつになっても「骨」は育つ！』『鉄分とれれば元気できれいに！』『「ストウブ」でいつもの料理をもっとおいしく！』（すべて文化出版局）など、多数あり。

アートディレクション	昭原修三
デザイン	植田光子
撮影	木村 拓（東京料理写真）
スタイリング	久保原惠理
栄養計算	女子栄養大学栄養クリニック（磯﨑真理子）
原稿整理	園田聖絵
取材（4～7ページ）、校閲	田中美穂
編集	浅井香織（文化出版局）
プリンティングディレクター	杉浦啓之（凸版印刷）

一日1杯5分の習慣

腸活とフレイル予防に「みそ汁」

2023年7月30日　第1刷発行

著　者　今泉久美
発行者　清木孝悦
発行所　学校法人文化学園　文化出版局
〒151－8524　東京都渋谷区代々木3－22－1
電話03－3299－2565（編集）
03－3299－2540（営業）
印刷所　凸版印刷株式会社
製本所　大口製本印刷株式会社

文化出版局のホームページ　https://books.bunka.ac.jp/